超絶わかりやすい！

1年目ナースのための 心電図入門

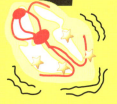

メンズNs（メンズナース）著
道又元裕　監修

中央法規

はじめに

突然ですが、皆さんはこう思ったことはありませんか？
「医学用語って、難しい解剖図とかわかりにくい言葉で説明されがち
じゃない？」

著者も学生時代からそう考えていました。
学生の頃、先生の授業を聞くたびに、
「脱分極」「再分極」「浸透圧」……などなど難しい言葉で説明され、
何一つそれらを理解することができませんでした。
「脱分極って何ですか？」と聞いても、「細胞内の電位が変化して心筋
の興奮を表しているんだよ」と言われ、電位？　興奮？　とますます
理解できなかったのを覚えています。

授業を受けるたびに
「もっとわかりやすい言葉で説明してくれれば医学の勉強も楽しくな
るんだけどなぁ」
とばかり考えていました。

そこから全国にも同様の思いをしている看護学生や看護師がいるので
はと考え、YouTube や Instagram で「難しい言葉を使わずわかりやす
く医学知識を解説する」ことをモットーに医学解説系コンテンツを発
信し始めました。

ありがたいことに、チャンネル登録者は 10 万人を超え、看護系コン
テンツを発信する企業などからもお仕事を頂けるようになりました。

さて、本書では、「難しい言葉を使わずに医学知識を解説する」こと
をモットーに心電図の楽しさを学んでいきます。
「心電図ってどう読むの？」
「そもそも P 波？ QRS 波？なにを表しているの？」
と思っている看護学生や新人看護師に向けて、心電図と病態のつなが
りを超絶わかりやすく解説していきます！

本書に興味を持ってくれたらぜひYouTube チャンネルもご覧ください。

目 次

PART I　心臓の仕組みと正常な心電図の読み方 1

❶心臓の仕組み 2
そもそも心臓って何してる臓器なん？ 2
血液ってどう流れていくの？ 4
心臓ってどうやって動いてるん？ 5
刺激伝導系ってなんぞや？ 7

❷正常な心電図の読み方 12
P 波や QRS 波ってなんぞや？①──波形 13
　ミニコラム　学生や新人ナースは T 波を理解するべき？ 14
　ミニコラム　要は心電図が読めればいい 15
P 波や QRS 波ってなんぞや？②──刺激伝導系 17

PART II　これを見たら病室に走れ！ 超緊急な4つの心電図 .. 23

❶心室細動（VF）ってどんな病態？ 24
心室細動（VF）ってどんな病気？ 25
心室細動（VF）の症状は？ 27
　ミニコラム　AED を使うのは VF と VT 29
心室細動（VF）の心電図は？ 30
心室細動（VF）の治療は？ 31

❷心室頻拍（VT）ってどんな病態？ 32
心室頻拍（VT）ってどんな病気？ 33
　ミニコラム　ちなみにネズミの心拍数は… 35
心室頻拍（VT）の症状は？ 35
脈がある VT と脈がない VT ？ 36
心室頻拍（VT）の心電図は？ 38

iv

contents

心室頻拍（VT）の治療は？ 40
　ミニコラム 心電図でよく使う略語を見ていこう！ 41

❸ 無脈性電気活動（PEA）ってどんな病態？ 42
　無脈性電気活動（PEA）ってどんな病気？ 43
　無脈性電気活動（PEA）の症状は？ 45
　無脈性電気活動（PEA）の心電図は？ 46
　無脈性電気活動（PEA）の治療は？ 47

❹ 心静止ってどんな病態？ 48
　心静止（asystole）ってどんな病気？ 49
　心静止（asystole）の治療は？ 49

コラム 心停止と心静止——名前めっちゃ似てるけど何が違う？ 50
コラム 除細動ってなに？——心停止全部に除細動しない理由 52
　除細動器ってなに？ 52
　AEDと除細動器はなにが違うの？ 53
　除細動の適応 54
　　ミニコラム 心室細動の治療——除細動とアドレナリンのタイミング 57
コラム T波について 58

PART III これで完璧！ 房室ブロックの心電図の読み方 . . 63

❶ 房室ブロックってどんな病態？——Ⅰ度？　Ⅱ度？　Ⅲ度？　何が違う！？ 64
　房室ブロックってなんぞや？ 65
　房室ブロックの種類は3つ！ 66

❷ Ⅰ度房室ブロックってどんな病態？ 70
　Ⅰ度房室ブロックってなんぞや？ 71
　Ⅰ度房室ブロックの心電図はどうなる？ 72

v

ミニコラム PQ時間の特徴..73

❸Ⅱ度房室ブロックってどんな病態？...............................74
Ⅱ度房室ブロックってなんぞや？.......................................74
Ⅱ度房室ブロック（ウェンケバッハ型）...............................76
Ⅱ度房室ブロック（モビッツⅡ型）...................................78

❹完全房室ブロック（Ⅲ度房室ブロック）ってどんな病態？.....80
完全房室ブロック（Ⅲ度房室ブロック）ってなんぞや？...........81
完全房室ブロック（Ⅲ度房室ブロック）の心電図はどうなる？...85
ミニコラム 心周期を学んでいこう！.................................89

PART Ⅳ 臨床で覚えるべき5つの心電図..............91

❶心房細動（AF）ってどんな病態？................................92
心房細動（AF）ってどんな病態？...................................93
心房細動（AF）の心電図はどうなる？...............................97
ミニコラム 心房細動って超身近な病気！？.........................99

❷心房粗動（AFL）ってどんな病態？..............................100
心房粗動（AFL）ってどんな病態？...................................101
心房粗動（AFL）の心電図はどうなる？...............................106
ミニコラム 心房粗動でもRR間隔はバラバラなことがある！？.........109

❸発作性上室頻拍（PSVT）ってどんな病態？......................110
発作性上室頻拍（PSVT）ってどんな病態？...........................111
房室回帰性頻拍（AVRT）の病態は？.................................114
房室回帰性頻拍（AVRT）の心電図はどうなる？.....................121
房室結節回帰性頻拍（AVNRT）の病態は？...........................122
房室結節回帰性頻拍（AVNRT）の心電図はどうなる？...............125
ミニコラム AVNRTとAVRTをより詳しく！...........................127

contents

④ 心室期外収縮（PVC）ってどんな病態？ 128

心室期外収縮（PVC）ってどんな病態？ 129

心室期外収縮（PVC）の心電図はどうなる？ 131

心室期外収縮（PVC）の心電図をもう少し掘り下げてみていくと…… ... 132

ミニコラム PVC で逆行性 P 波が出ることがあるよ！ 135

心室期外収縮（PVC）が出たときの対応は？ 136

T 波は何してる？ 137

⑤ WPW 症候群ってどんな病態？ 140

WPW 症候群ってどんな病態？ 140

WPW 症候群の心電図はどうなる？ 144

デルタ波（Δ波）を詳しく解説すると 147

WPW 症候群の治療 151

PART V 心電図でぶち当たる疑問集 153

① 除細動とカルディオバージョン 154

除細動器ってなに？ 154

除細動とカルディオバージョンの違い 157

どうして QRS 波の直後に電流を流すの？ 158

ミニコラム 意識のない人に出会ったら…… 163

② 急性心筋梗塞で房室ブロックが起きる理由 164

③ R on T ってどんな不整脈？ 何がやばいの？ 168

さくいん 172

vii

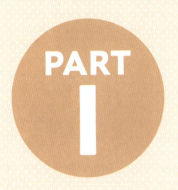

心臓の仕組みと正常な心電図の読み方

このPARTでわかること！

- ☑ 電気で動く!?
  心臓の動く仕組み
- ☑ P波やQRS波って何!?
  正常な心電図の読み方

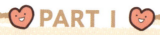

PART 1
心臓の仕組みと正常な心電図の読み方

❶ 心臓の仕組み

ここが大切！

- 心臓は思いっきり収縮して全身に血液を送るポンプ！
- 心臓の筋肉に電気がビリッと流れることでキュッと収縮することができる
- 心臓を流れる電気には通り道があって、これを刺激伝導系っていう！

✓ そもそも心臓って何してる臓器なん？

皆さんは、「心臓って何してる臓器かわかる？」と聞かれたらなんて答えますか？
当たり前すぎて、逆に答えられない人もいるかもしれません。

実は、心臓は「膨らむこと（拡張）」と「縮むこと（収縮）」を繰り返して身体中に血液を送るポンプの役割をしてます！

PART I 心臓の仕組みと正常な心電図の読み方

❶ 心臓の仕組み

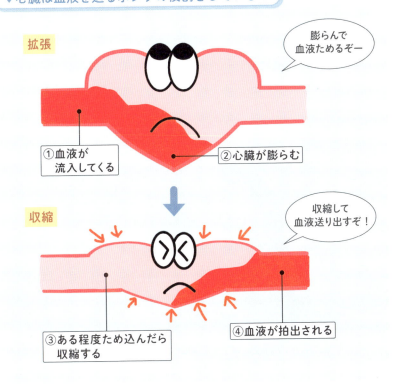

このような感じで、まず心臓自身が膨らむことによって心臓の中に血液がドピュッと流入していきます。
で、ある程度、血液がたまったなと思ったらぎゅっと収縮することによって心臓は血液を送り出していたんですね。

これを1日10万回以上ポンプしているのが心臓なんです！ なのでめちゃめちゃ心臓は働き者なんですね。

3

血液ってどう流れていくの？

もう少し具体的にみていくと、心臓から送り出された血液は大動脈という血管を通って全身に行きます。

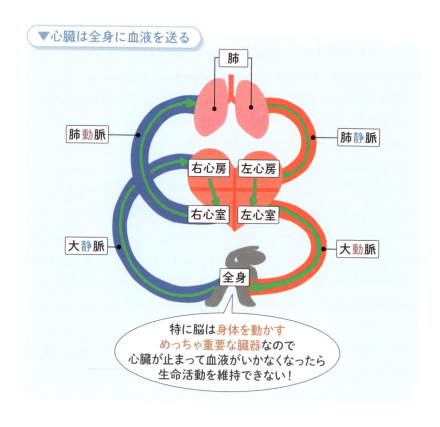

▼心臓は全身に血液を送る

特に脳は身体を動かすめっちゃ重要な臓器なので心臓が止まって血液がいかなくなったら生命活動を維持できない！

それによって、全身の細胞に酸素とか栄養素を毛細血管のところで届けた血液は、細胞からゴミとか老廃物を受け取って、静脈を通って右心房に戻ってくるんですね。

右心房から右心室に行って、この右心室から肺動脈という血管を通って肺に行きます。

やがて肺に入った血液は、肺の毛細血管で二酸化炭素を排出し、新しい

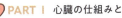

① 心臓の仕組み

酸素を受け取って、肺静脈という血管を通り、また心臓に戻ってきます。
そんな感じで、血液は全身の細胞や臓器に、酸素や栄養素を届けています。
けれども、特に脳という臓器は、身体を動かすめちゃめちゃ重要な臓器なので、もしも心臓が止まって血液がいかなくなったら、それこそ生命活動を維持できなくなってしまうんですね。
たとえば脳に血液がいかなくなってしまうと意識を失っていきます。
なので、脳に血液を送ることはめちゃめちゃ重要だとおさえましょう。
ここで疑問なのが、一体この心臓ってどうやって動いているんでしょうか。

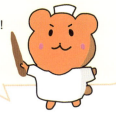

心臓はポンプをすることで血液を
脳をはじめとした身体中に送っているんだね！
でも心臓って一体どうやって
動いているんだろう？

心臓ってどうやって動いてるん？

この心臓ってどうやって動いていると思いますか？
機械仕掛けなら非常に興味深いですが、残念ながらそうではありません。
実は、心臓は電気で動いているんです！

皆さんも経験あると思いますが、冬にドアノブを触ると手がバチッてなりますよね？
これは、ドアノブにたまった電気が手の筋肉を流れることで手全体がキュッと収縮しているのです。
ドアノブに帯電した静電気が、手や腕の筋肉などを流れると、流れた場所の筋肉が収縮していきますので、手がビリッとなるんですね！

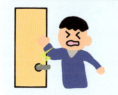

心臓も同じです。心臓の筋肉にビリッと電気が流れることによって、心臓の筋肉がキュッと収縮していきます。
そのため心臓全体が収縮し、心臓内にためていた血液をギュッと全身のいろんな臓器に向かって送り出しています。

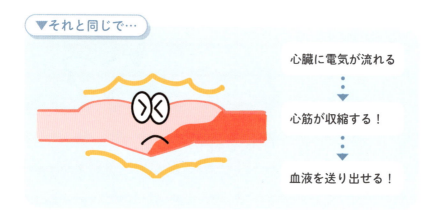

もう少し詳しくいうと、心臓には「電気が流れる通り道」があるんですね。
そこに心臓の電気が流れることで、流れた場所の心筋が収縮していきます。
そのようにしてビリビリッと電気が心臓の筋肉を流れることによって収縮することができています！

この心臓の電気の通り道のことをもう少し詳しく解説していきましょう。

PART I 心臓の仕組みと正常な心電図の読み方

✓ 刺激伝導系ってなんぞや？

ここで刺激伝導系についてみていきましょう！
刺激伝導系ときくと難しく感じるかもしれませんが、実は簡単です。
刺激伝導系というのは

　　<u>心臓を流れる電気の通り道</u>

のことなんですね。
心臓が収縮するためには、電気がビリビリッと流れることによって収縮すると説明しました。
実は、その電気はランダムに流れているわけじゃなくて、流れる場所が決まっているんです！　その電気の流れる通り道のことを「刺激伝導系」といいます！
文字だけだとわかりにくいので、いくつかのイラストで見ていきましょう。

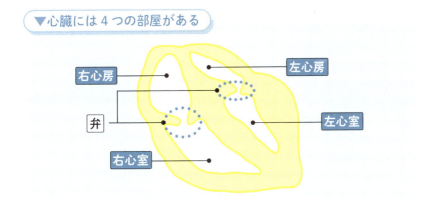

▼心臓には4つの部屋がある

まず、これが心臓です。
少し解剖的に書きましたが、基本的に心臓の中には4つの部屋があると思ってください。
上部の部屋をそれぞれ右心房・左心房といい、下部の部屋を右心室・左心室といいます。

こう見ていくと、
「右心房と右心室の間って微妙につながってない？」
「左心房と左心室の間って微妙につながってない？」
と思われる人もいるかもしれません。
実はそのとおりで、それぞれ心房と心室の間には、「弁」といってドアのような突起物がありますね。
これがパッカンパッカンと開け閉めされることによって、それぞれの心房・心室が完全に隔離されます。
まあ弁の話は基礎編の心電図でさほど重要ではないので、「なんかドアみたいなやつで心房と心室は区切られているんだなぁー」程度にとらえてください。

で、前に説明したように、心臓には「電気の通り道」があります。それがこちらです。

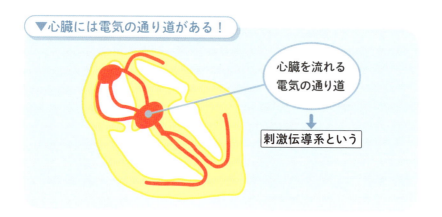

▼心臓には電気の通り道がある！

心臓を流れる電気の通り道
↓
刺激伝導系という

この赤いラインで示したところが電気の通り道、難しい言葉でいうと「刺激伝導系」になります。
この電気の通り道（刺激伝導系）には、それぞれ名前があります。

PART I 心臓の仕組みと正常な心電図の読み方

▼電気の通り道の名前

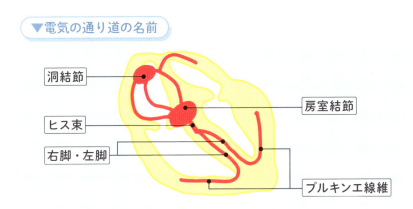

まず、一番最初に電気が発生する場所を①洞結節といいます。この①洞結節から「心臓、収縮しろー」という命令が電気になってビリビリッと流れていくんですね。

▼①洞結節から電気が出される

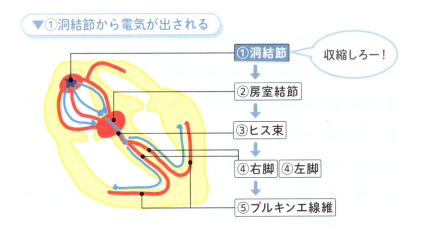

この①洞結節から流れた電気というのは、②房室結節という場所に向かって流れていきます。そこから、③ヒス束、④右脚・左脚、⑤プルキンエ線維という順番で流れていくんですね。

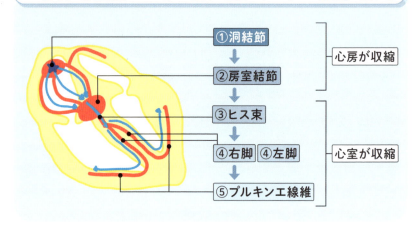

この電気が流れた場所の筋肉が収縮します。
だから①洞結節から②房室結節まで電気がビリビリと流れると、心臓の上半分の筋肉が収縮していきます。
つまり「心房」が収縮していくんです！

同じように②房室結節から③ヒス束、④右脚・左脚、⑤プルキンエ線維まで電気がビリビリっと流れると、下半分の筋肉が収縮します。
このとき「心室」が収縮していきます！

例えていうと、高速道路です。皆さんも「高速道路」という一本の道路を通るとき、「蓮田SA」「海老名SA」などいろいろなサービスエリアを通過しますね！

心臓の電気もそれと同じで、刺激伝導系という道路を通るとき、「房室結節」「ヒス束」など各所を通って最終的に「プルキンエ線維」に至ります。これが心臓の電気の通り道（刺激伝導系）の正体です。

PART I 心臓の仕組みと正常な心電図の読み方

これらを踏まえて正常な心電図の読み方を見ていきましょう！

❶ 心臓の仕組み

重要なのが
電気が通った場所の心筋が収縮する！
ということだよ！

例えば
洞結節→房室結節まで電気が流れたら、
その付近には心房があるよね！
だから心房が収縮するよ！

同じように、
房室結節→プルキンエ線維まで電気が流れたら、
その付近の心筋は収縮するから
心室が収縮できるよ！

こうして心臓全体が収縮するんだ！
次の章でも詳しく見ていくよ！

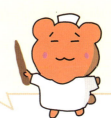

11

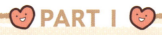

② 正常な心電図の読み方

ここが大切！

- P波は心房の収縮を表す
- QRS波は心室の収縮を表す
- 脱分極/再分極はぶっちゃけ今すぐにわからなくても臨床では困らない！（1年目は特に）
勉強を進めていくうちに少しずつ理解するとよい！

ここではいよいよ、心電図を本格的に解説していきます。
皆さんは、心電図を初めて学ぶ時に「P波」「QRS波」「T波」といった言葉を理解できましたか？
メンズはぶっちゃけ理解できませんでした（笑）。
だって、いきなり訳わかんないPとかQとか出てきても難しくないですか？
しかも、

　P波は心房の脱分極を表す

とか教科書に書いてあって「……は？」となりました。
ここでは、そんな過去の自分に向けて、そして同じく「P波？　QRS

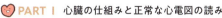

PART I 心臓の仕組みと正常な心電図の読み方

波？ 一体何のこと？」と疑問に思っている初学者に向けて超絶わかりやすく解説していきます。
最後まで読めば、きっとあなたも正常心電図を読めるはずです。

✓ P波やQRS波ってなんぞや？①──波形

まずはこちらをご覧ください。

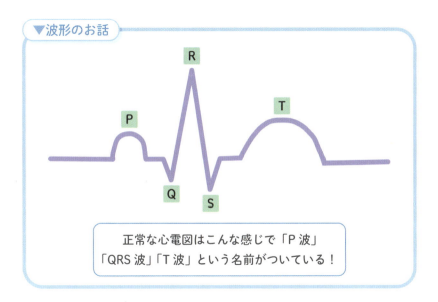

これが正常な心電図です。
　一番最初の山をP波
　その次の尖った山をQRS波
　最後の山をT波
といいます。

それぞれ何を表していてどんな意味があるんでしょうか。ここでは基礎知識なのでT波の説明は省いていきます。

13

> **ミニコラム**

学生や新人ナースはT波を理解するべき？

これはあくまで僕の印象なんですけれども、循環器病棟や専門病棟ではない限りT波はあまり覚えなくても大丈夫な印象があります。でも、循環器病棟や専門病棟以外でも、T波の変化を知らないといけない患者も多数入院するので、最終的にはT波についてもしっかり理解しなくてはなりません。

学生さんや心電図を学びたての看護師さんは、ここでは、まずはP波からQRS波までを理解していきましょう！　そのあとで余裕が出てきたらT波を勉強することをオススメします。

とりあえず、心電図を勉強するうえで重要なのがP波とQRS波なのでこの2つを解説していきます！

まず、P波は心房の収縮を表しています。

これは心電図の基礎の基礎となる超絶重要なことなので、もう一度いいます。

　P波は心房の収縮を表しています！！

なので、皆さんが心電図波形を見ていて、P波が出ているなと感じたら、

　「P波が出ているから心房は正常に収縮している！」

ととらえます。

今度はQRS波です。これは心室の収縮を表しています。もう一度いいます。

　QRS波は心室の収縮を表しています！！

なので、皆さんが心電図波形を見ていて、QRS波が出ているなと感じたら、

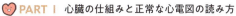

「QRS 波が出ているから心室は正常に収縮している！」
ととらえます。
まとめると、
　P 波は心房の収縮
　QRS 波は心室の収縮
を表しています。

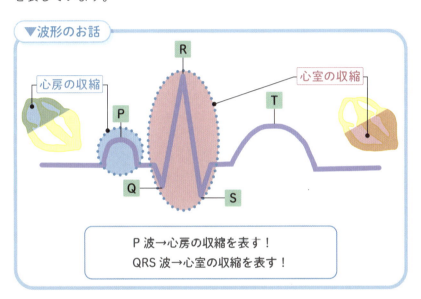

▼波形のお話

P 波→心房の収縮を表す！
QRS 波→心室の収縮を表す！

ミニコラム

要は心電図が読めればいい

このように説明すると、時々、こんな感じで反論してくるナースさえいます。「いやいや P 波は心房の脱分極で、QRS 波は心室の脱分極だから、厳密にいうと収縮じゃないよ」という人いるんですよね。

いや！ 厳密に言うと
P波は心房の脱分極で
QRS波は心室の脱分極を表しているのよ！
ちゃんと覚えなさい！

確かにこのナースさんの言うとおりなのですが、この本はあくまでも心電図を学び始める新人看護師や学生さん向けです。

また、臨床で「P波は心房の収縮でQRS波は心室の収縮を表している」と理解していても困ることはそうそうありません。

要は心電図が読めればいいので、今の時点ではP波は心房の収縮で、QRS波は心室の収縮とざっくり覚えたほうがわかりやすいし、臨床とか国家試験でも困ることはありません。

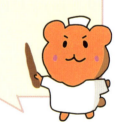

ぶっちゃけ実際の臨床で「脱分極」「再分極」
「活動電位」とかを意識しなくても、
そう困ることはないと思う……

P波→心房の収縮
QRS波→心室の収縮
みたいにざっくりのほうがわかりやすいし
臨床・国試でも困らんで

もしも皆さんこんな感じで覚えていて先輩とかから、「いやそれはね、脱分極とか再分極だから収縮とは厳密には違うよ」と言われても、そこまで気にしないで大丈夫です。

PART I　心臓の仕組みと正常な心電図の読み方

❷　正常な心電図の読み方

もちろん、心電図検定を受ける予定の人や、何十年も病棟を経験している人などベテランさんにとっては、脱分極・再分極をしっかり理解したほうがよいでしょう。

しかし、この本を手に取る人の多くは初学者だと思いますので、とりあえずは、脱分極・再分極は理解しなくて大丈夫でしょう。

ちなみに、T波は心室が収縮した後の回復（収縮してから元の大きさに戻ってくる様子）を表していますが、詳細は専門書をご覧ください。
臨床1・2年目や国家試験レベルでは、そこまで重要ではないので、今はP波/QRS波を覚えましょう！

☑ P波やQRS波ってなんぞや？②──刺激伝導系

では、これまでのことを刺激伝導系からまとめていきましょう。

まず、心臓は電気が流れることによって収縮します。
この電気は「刺激伝導系」という通り道を通ります。

刺激伝導系にはそれぞれ名前がありました。
「収縮しろ！」という命令を電気として発してくれる洞結節。
この洞結節から出た電気は房室結節を通り、ヒス束、右脚・左脚、プルキンエ線維を流れていきます。

また、電気が流れた場所の心筋が収縮するので、洞結節から房室結節に電気が流れたとき心房が収縮します。

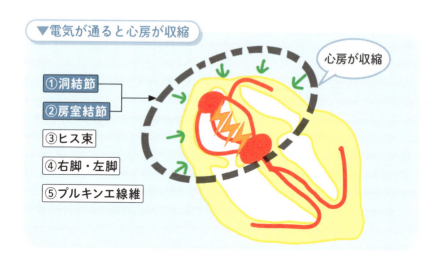

同じように、房室結節からプルキンエ線維まで電気が流れたとき心室が収縮します。

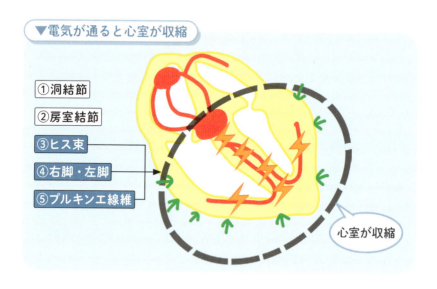

そこでP波・QRS波の話をまとめていくと、
「P波は心房の収縮を表している」
「QRS波は心室の収縮を表している」

PART I 心臓の仕組みと正常な心電図の読み方

❷ 正常な心電図の読み方

でしたよね！

これを当てはめていくと、
洞結節から房室結節まで正常に電気が流れている
→心房が正常に収縮する
→つまり心電図ではP波として表される

同じように、
房室結節からプルキンエ線維まで正常に電気が流れている
→心室が正常に収縮する
→つまり心電図ではQRS波として表される
というように考えていきます！

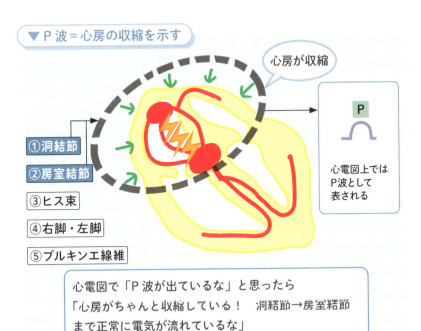

▼P波＝心房の収縮を示す

心房が収縮

①洞結節
②房室結節
③ヒス束
④右脚・左脚
⑤プルキンエ線維

心電図上では
P波として
表される

心電図で「P波が出ているな」と思ったら
「心房がちゃんと収縮している！　洞結節→房室結節
まで正常に電気が流れているな」
ととらえよう！

19

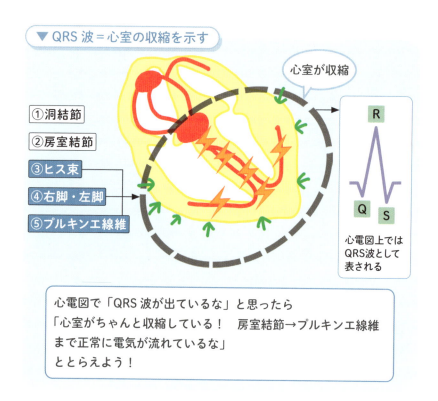

なので逆にいうと、P波やQRS波に異常が出ていたら
「心房がうまく収縮できていないな」
「心室がうまく収縮できていないな」
これは、つまり心臓がうまく機能していないかもしれない、
ととらえてみると、よいですよ！

心電図でP波が出ているなと思ったら心房がちゃんと収縮しているんだね！
つまり洞結節から房室結節までちゃんと正常に電気が流れているんだなととらえるといいよ。

同じようにQRS波が出ていたら心室が収縮しているんだね！
つまり房室結節からヒス束、右脚・左脚、プルキンエ線維というふうに電気がちゃんと流れているんだなと考えるといいよ。

これが心電図の読み方なんだね！

PART 11

これを見たら病室に走れ!
超緊急な4つの心電図

このPARTでわかること!

- ✓ これを見たら病室にダッシュ！超緊急な心電図4選
- ✓ 心室細動(VF)、心室頻拍(VT)、無脈性電気活動（PEA）心静止ってどんな病態？観察ポイントは？

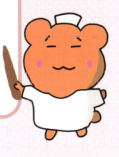

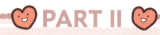

PART II
これを見たら病室に走れ！ 超緊急な4つの心電図

❶ 心室細動（VF）ってどんな病態？

ここが大切！

- 心室細動（VF）は心室から<mark>不規則な命令がバラバラ</mark>に出てしまう病気

- 全部の命令を処理しきれずに<mark>心室がブルブル震えちゃう</mark>（震えているだけで正常な収縮はできない）

- 収縮できず心臓のポンプ機能が損なわれて、<mark>血液を大動脈へ送り出せないので意識なし/脈なし</mark>

- 心電図はバラバラ波形

▼心室細動（VF）の心電図

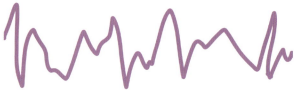

心室細動の波形はとにかくバラバラなことに注意だよ！幅も高さもぜーんぶぐちゃぐちゃ！

PART II これを見たら病室に走れ！ 超緊急な4つの心電図

❶ 心室細動（VF）ってどんな病態？

ここでは、心室細動について解説していきます！
いわゆる VF（ventricular fibrillation）ですね。

皆さんは、心室細動（VF）と聞いて、どんなイメージがありますか？
よく救命救急のテレビドラマで「○号室の患者さん、VF です！」と言って病室に真っ先に走っていく姿を思い浮かべる人もいるかもしれません。

実はそのとおりで、私たちには、発見したら真っ先に病室に走っていかなければいけない不整脈が4つあります。
そのうちの1つ、心室細動（VF）について説明していきましょう！

✓ 心室細動（VF）ってどんな病気？

心室細動（VF）というのは、文字どおり、心室が細かく震えてしまう病気です。

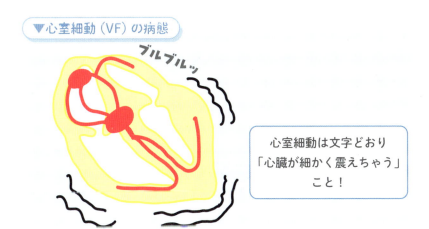

▼心室細動（VF）の病態

心室細動は文字どおり
「心臓が細かく震えちゃう」
こと！

超絶重要なのが、「震えているだけなので、心室は収縮することはできない」ということに注意しましょう！

で、震えている理由ですが、簡単です。
正常な場合、洞結節から「収縮しろ！」という命令が出てきますが、心室細動（VF）の場合、心室のいろいろなところから、バラバラな命令が出てきます！

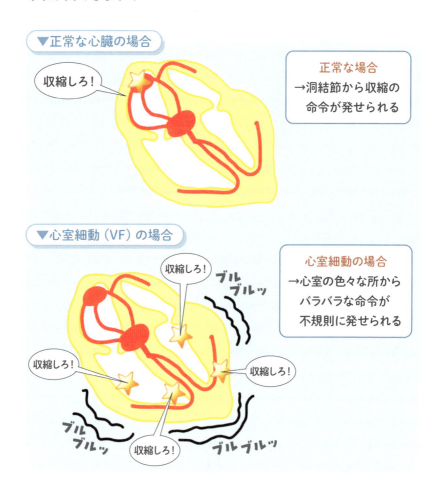

心室細動の原因には様々なものがありますが、有名なものに、スポーツ中のR on Tやブルガダ症候群などがあります。
R on Tはめちゃくちゃ重要なので後半のPARTで解説しますね！

PART II これを見たら病室に走れ！ 超緊急な4つの心電図

✓ 心室細動（VF）の症状は？

心室細動（VF）の症状は「意識消失」「脈なし」です。

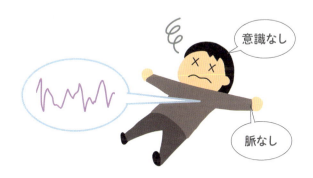

なぜこの症状が現れるのでしょうか？
そもそも心室細動（VF）は、ブルブルと震えている病気です。
つまり、震えているだけなので心臓は収縮することができません。

そのため心室から大動脈へ血液を送り出せていないんです。
要は心臓が震えているだけでキチンと収縮できないから、血液を送り出せません。

脈というのは心臓が血液を送り出した時に発生する血管の拍動です。
なので、心臓が収縮できないと血液を送り出せません。
脈が触れないし脳に血液が行かず意識もなくなっていくので、放っておいたら脳が機能停止していきます。
これが心室細動（VF）の病態です。

なので心室細動（VF）を見たら真っ先に病室に走ってください！
これが心室細動（VF）がヤバい理由です。

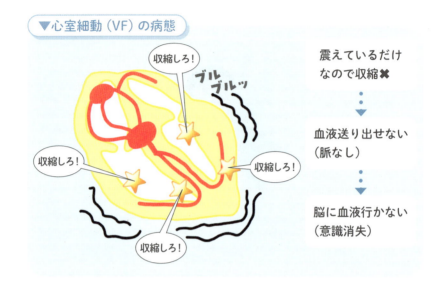

どうして心室がブルブル痙攣してしまうのか不思議ですよね。
病態をまとめると、繰り返しますが、通常は、洞結節のあたりから命令が出ていきます。
でも、心室細動（VF）の場合、心室のいたるところからいろいろな命令が出まくるんですよ。
そのため心室全体でキチンと収縮することができなくなってしまって、痙攣しているような状態になっていくんです。

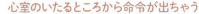

① 心室細動（VF）ってどんな病態？

▼どうして心室が痙攣しちゃうの？

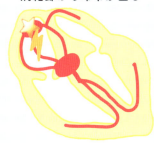

洞結節から命令が出る

正常

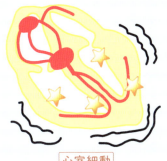

心室のいたるところから命令が出ちゃう

心室細動

通常は、**洞結節から命令**が出ます ･･▶ 心室細動の場合、心室のいたるところから命令が出てしまう ･･▶ **心室が細かく震えまくる**

ミニコラム

AEDを使うのはVFとVT

AEDは脈ありVTだと作動してしまう可能性があるので、必ずAEDを装着する前に脈があるのか、それともないのかを確認していきましょう。

AEDを使っていくのは、脈なしVTとVFの2つです。

詳細は56ページを参照してください。

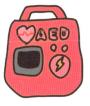

✔ 心室細動（VF）の心電図は？

VFの心電図のポイントは、心室のいたるところからいろんな命令が出てくるということです！ ハチャメチャにいろいろな命令が出ていきますので、P波もQRS波もバラバラになっていきます。
そのため、こんな感じで、高さや幅、間隔などすべてがバラバラになっていきますね。

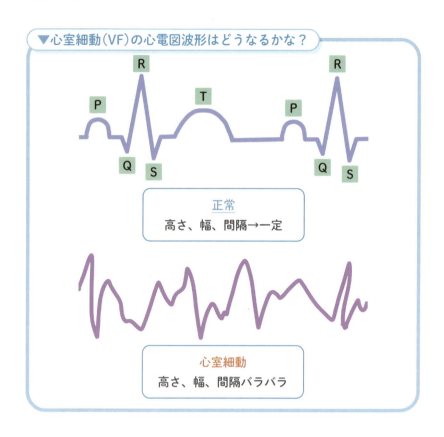
▼心室細動（VF）の心電図波形はどうなるかな？

正常
高さ、幅、間隔→一定

心室細動
高さ、幅、間隔バラバラ

とりあえず、臨床現場でアラームとともにグチャグチャな波形を見つけたら、病室に走ってください！

PART II これを見たら病室に走れ！ 超緊急な4つの心電図

✓ 心室細動（VF）の治療は？

心室細動（VF）の治療では、胸骨圧迫・除細動・アドレナリン投与などを行います。
除細動についてはめちゃめちゃ重要なので後半のPARTで詳しく解説します。

なぜ胸骨圧迫を行うのでしょうか。
これも心室細動（VF）の病態を考えればわかりやすいです。

心室細動（VF）では心室がプルプル震えているだけなので、収縮はできませんでした。
そのため、血液が脳に行かず、数分で死に至ります。

なので最優先事項は、「脳に血液を送ること」になります。
そのため、心室から血液を拍出させるために、胸骨圧迫を行い、脳に血液を送るのです。

▼胸骨圧迫で脳に血液を回す

① 心室細動（VF）ってどんな病態？

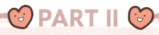

PART II
これを見たら病室に走れ！ 超緊急な4つの心電図

② 心室頻拍（VT）ってどんな病態？

ここが大切！

- 心室頻拍（VT）は<mark>心室からめっちゃ速いペースで命令が一定に</mark>出てしまう病気

- 速すぎて<mark>血液がたまる前に収縮しちゃうので</mark>意識消失/脈なし

- 心電図はRR間隔一定/P波は見えない

▼心室頻拍（VT）の心電図

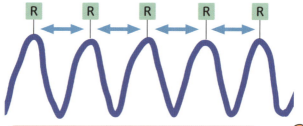

心室頻拍は心室の収縮が速すぎるけど
「一定のペースで収縮する」のがポイントだよ！

PART II これを見たら病室に走れ！ 超緊急な4つの心電図

✔ 心室頻拍（VT）ってどんな病気？

続いて心室頻拍についてみていきます。
心室頻拍は、いわゆる VT（ventricular tachycardia）と呼ばれていて
「心室がめちゃめちゃ早く収縮しすぎる病気」
です。心室細動（VF）と同じように、見かけたら真っ先に病室に走ります。

これの一体何がやばいのかというと、血液がたまる前に収縮してしまうので空打ち状態になっていきます。
その結果、心臓が血液を送り出せません。
収縮自体はできるんですけれども、その収縮スピードが速すぎるので、血液がたまる前にドクドクと収縮してしまうんですね。
そのため血液を送り出すことができません。
つまり脈が触れずに脳に血液が行かなくなるので、意識がなくなっていきます。

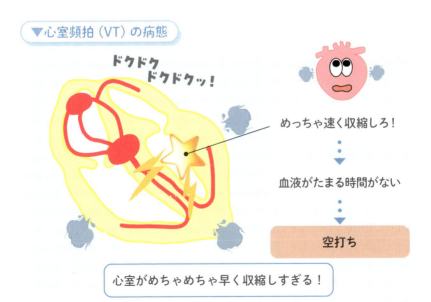

▼心室頻拍（VT）の病態

心室がめちゃめちゃ早く収縮しすぎる！

33

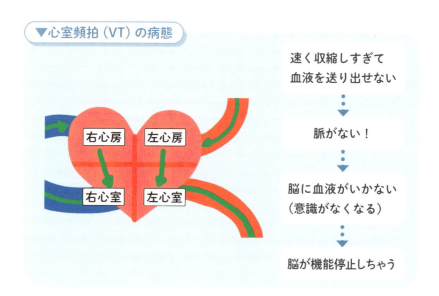

どうして収縮スピード速いのかというと、心室からの命令ペースが速すぎるからなんですね！
なので、結果的に1分間に200回などの爆速スピードで収縮していってしまいます。

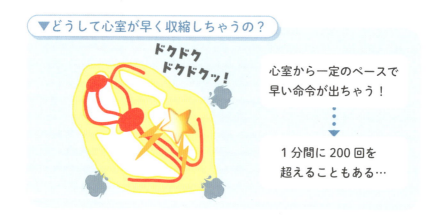

PART II これを見たら病室に走れ！ 超緊急な4つの心電図

これが心室頻拍（VT）の病態ですね
ポイントは心室からめちゃめちゃ速いペースの命令が一定に出てくると覚えましょう。

> ❷ 心室頻拍（VT）ってどんな病態？

ミニコラム

ちなみにネズミの心拍数は…

ちなみに、僕たちの正常の心拍数というのは、60回から90回なんです。けれども、ハツカネズミとかは心拍数600回くらいらしいですよ（笑）。速すぎて連続音で「ドーッ」と聞こえるらしいです。

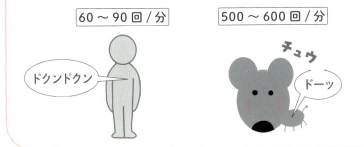

✓ 心室頻拍（VT）の症状は？

VTの症状は「意識消失」「脈なし」です。

VF（心室細動）と同じですね。
なぜかというと、VTの場合、心室の収縮ペースが速すぎて、血液がたまる前に収縮してしまいます。

35

そのため、心室が空打ち状態になってしまって血液を拍出できません。
なので脈がなくなるし、脳に血液が行かず意識消失になっていきます。

✔ 脈があるVTと脈がないVT？

ここは混乱するので余裕のある人だけ読んでみてください。
実は心室頻拍（VT）には「脈があるVT」と「脈がないVT」の2つが
あります。
　「え！？　さっきまでVTには脈がないって言ってたのに、脈があ
るVT？　どういうこと？」
と思ったそこのあなた、安心してください。ちゃんと説明します。
ちなみに「脈がないVT」のことを「pulseless（パルスレス）VT」と
いいます。
かっこいいので英語で覚えてみましょう。

この2つですが、心室が収縮するスピードが全然違います。
脈があるVTは、比較的ゆっくりと心室が収縮していきます（それで
も病態的にはVTなので心拍数が100回以上/分になります）。

収縮スピードは正常と比べて速いのですが、比較的ゆっくりと心室が
収縮できているので、その分血液がたまる時間ができて血液を若干送
り出せています。
そのため、脈があるし意識があることが多いんですね。

PART II これを見たら病室に走れ！ 超緊急な4つの心電図

❷ 心室頻拍(VT)ってどんな病態？

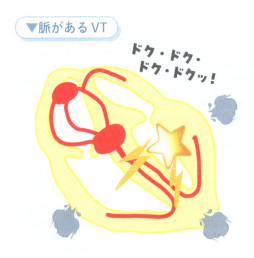

▼脈があるVT

ドク・ドク・ドク・ドクッ！

比較的ゆっくり心室が収縮する
（100回以上/分）

脈がある
→血液を拍出できている
→意識があることが多い

逆に、脈がないVTは、めちゃめちゃ速く心室が収縮しすぎてしまうので、血液がたまる時間がなくて血液をうまく拍出できません。

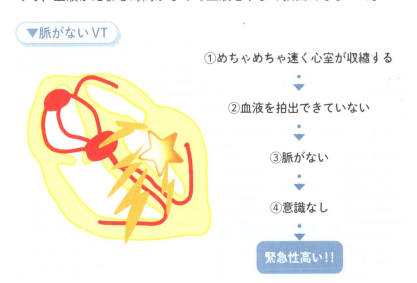

▼脈がないVT

①めちゃめちゃ速く心室が収縮する
↓
②血液を拍出できていない
↓
③脈がない
↓
④意識なし
↓
緊急性高い！！

そのうち脈がなくなり意識もなくなっていきます
そのため脈なしVTのほうが、緊急性が高いことをおさえておきましょう。

37

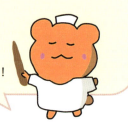

脈がある VT か脈がない VT かは心電図だけではわからないから実際に患者さんの意識や脈を確認するよ！ちなみに脈あり VT だと AED が作動する可能性があるから必ず脈の有無を確認しよう！

✓ 心室頻拍（VT）の心電図は？

VT の心電図の特徴は、以下の３つです。

「RR 間隔が一定」
「QRS 波がたくさん存在する」
「P 波は見えない」

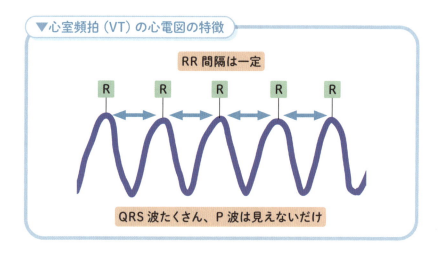

▼心室頻拍（VT）の心電図の特徴

まず RR 間隔というのは、QRS 波がどのくらいのペースで出てくるかを表しています。
そもそも QRS 波は、心室が収縮するのを表していました。

で、心室頻拍（VT）の場合、心室が収縮するペースが速いのですが、命令そのものは常に一定のペースで出ているので、心室の収縮ペースも一定なんですね。

心室の収縮はめっちゃ速いけど、一定のリズムで収縮してるのが心室頻拍（VT）なのでRR間隔も一定になっていきます。

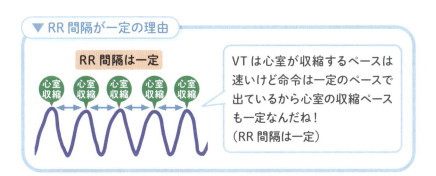

また心室頻拍（VT）の場合、QRS波がたくさん存在しますね。どうしてかというと、心室頻拍（VT）というのは心室の収縮がめちゃめちゃ速いので、心室の収縮を表すQRS波もそれだけたくさん現れます。

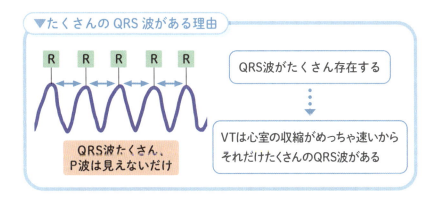

他の特徴として、P波は存在するんですけど、確認できないことが挙

げられます。
そもそも、P波は心房の収縮を表していました。
心室頻拍（VT）の場合、心房はいつもどおり収縮しているんですけれど、心室の収縮スピードがめちゃめちゃ速すぎるので、もうP波がQRS波に隠れてしまって、全然見えないんですね。

▼ P波が見られない理由

| P波は存在するけど見えない | ⋯▶ | 心房はいつも通り収縮しているけど心室の収縮スピードが速すぎるのでQRS波に隠れている |

これが心室頻拍（VT）の心電図の特徴となっていきます。
RR間隔が一定なこと、QRS波がたくさん存在すること、P波は存在するけど見えない、ということが、心室頻拍（VT）の心電図の特徴です。

✓ 心室頻拍（VT）の治療は？

脈がないVTの場合、基本的には心室細動（VF）と同様に、胸骨圧迫と除細動などを行っていきます。
理由もVTと同様で、血液を拍出できないので、胸骨圧迫で脳に血液を回していく必要があるためです。

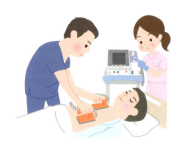
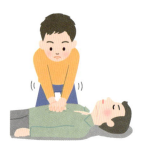

PART II　これを見たら病室に走れ！　超緊急な4つの心電図

❷心室頻拍（VT）ってどんな病態？

ミニコラム

心電図でよく使う略語を見ていこう！

・徐脈：Bradycardia（ブラディカルディア）
・頻脈：Tachycardia（タキカルディア）→「タキッてる」とか
　　　使うよ〜
・心室細動：V-fib（VF：ブイエフ）
・心室頻拍：V-tachy（VT：ブイティ）
・心静止：Asystole（エーシス）
・洞調律：サイナス
　→P波とQRS波が一定の間隔で正しいリズムで出現している
　　ので、「心電図は正常」のことを表しているよ〜
　→よく使う例「波形サイナスだね」
　　　　　　「サイナスリズムで経過中です」

41

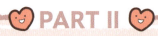

PART II
これを見たら病室に走れ！ 超緊急な4つの心電図

❸ 無脈性電気活動(PEA)ってどんな病態？

> **ここが大切！**
> - 無脈性電気活動は命令が出ているけど、心室が反応しない状態のこと
> - 心室がうんともすんとも言わないので収縮しない
> - そのため、意識消失/脈なし
> - 命令は出ているので心電図は正常に見えることもある

▼無脈性電気活動（PEA）の心電図

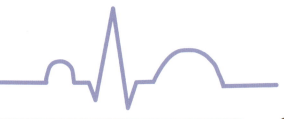

PEAは波形関係なく脈がないことで診断するよ！
正常波形に見えても脈がないとPEAだね！

PART II これを見たら病室に走れ！ 超緊急な4つの心電図

✔ 無脈性電気活動（PEA）ってどんな病気？

無脈性電気活動（pulseless electrical activity：PEA）というのは、心電図上では何かしらの波形がでているのですが、患者さんの脈が触れない状態のことをいいます。

大事なのは「脈が触れないこと」なので、正常波形でも脈が触れなかったら無脈性電気活動（PEA）と判断します。

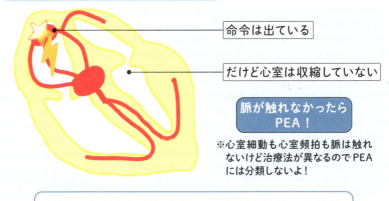

▼無脈性電気活動（PEA）ってなに？
- 命令は出ている
- だけど心室は収縮していない

脈が触れなかったらPEA！

※心室細動も心室頻拍も脈は触れないけど治療法が異なるのでPEAには分類しないよ！

心電図で何かしらの波形があるんだけど脈がない状態!!

電気は流れているけれど、心室がうまく収縮できていない状態なんですね！

そのため「心室が収縮できない＝血液を送り出せていない」し、脈もないので脳に血液が送り込まれないんですね。

▼無脈性電気活動(PEA)になるとどうなる?

脈がない！ ⇢ 血液を送り出せていない ⇢ 脳に血液いかない（意識なくなる） ⇢ 脳が機能停止しちゃう！

で、これどうして命令が出ているのに収縮できないんでしょうか？
実は、心筋がめちゃめちゃ疲れているので収縮ができないんです。

想像してみてください。
皆さんは超絶ブラック企業に勤めている人です。
ブラック企業なので会社から24時間働けって言われているんですけれど、当然皆さん疲れているので働けないですよね。

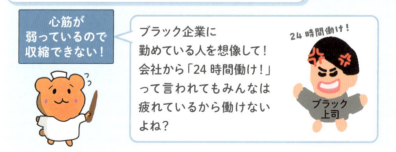
▼どうして命令が出ているのに収縮できないの？

心筋もそれと同じです。
例えば重度の低酸素血症になると心筋に酸素が行き渡らないので、心筋も元気がなくなります。
そうなると、いくら「収縮しろ」という命令が出てきても心筋は収縮できません。

PART II これを見たら病室に走れ！ 超緊急な4つの心電図

❸ 無脈性電気活動（PEA）ってどんな病態？

低酸素血症の他にも、循環血液量減少、心タンポナーデなどが無脈性電気活動（PEA）の原因になります。

▼無脈性電気活動（PEA）が起こる原因は？

心室の収縮が妨げられる疾患が原因
↓
心タンポナーデや低酸素血症など

どうして低酸素血症で心臓が収縮できなくなるの？

①細胞に酸素が十分に行き渡らないと、心臓はたくさんポンプして頻回に血液を送り出す！（頻脈）

②もともと低酸素なので心臓に行く酸素が少なく、すぐに疲れちゃう！

③心拍数は遅くなり、心筋収縮力が低下する！

✓ 無脈性電気活動（PEA）の症状は？

無脈性電気活動（PEA）の症状は「意識消失」「脈なし」です。

命令は出ていても、心筋が何かしらの理由で反応できないので、血液を拍出できませんし、脳に血液が行きません。

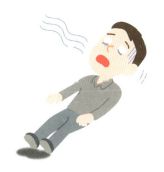

無脈性電気活動(PEA)の心電図は？

無脈性電気活動(PEA)の波形は決まっていません。
逆にいうと、正常波形のこともあるので、しっかりと患者さんのもとに行って、脈があるかを確認しましょう！

命令自体は出ているので何らかの波形はあるんです。けれども、心筋が収縮できませんので脈がみられません。
なので、このような感じで正常波形に見えても脈が触れないことがあります。

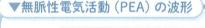
▼無脈性電気活動(PEA)の波形

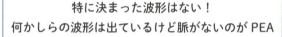
特に決まった波形はない！
何かしらの波形は出ているけど脈がないのがPEA

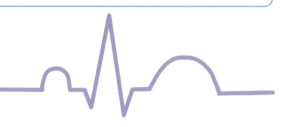
こんな感じで正常波形に見えても脈が触れなかったら
PEAの場合もある！

そのため必ずバイタル測定の際には、呼吸数などだけではなく、しっかりと脈拍も触知していきましょう。
PEAでは、心電図としては特に決まった波形がないということをおさえましょう！

PART II これを見たら病室に走れ！　超緊急な4つの心電図

✓ 無脈性電気活動（PEA）の治療は？

胸骨圧迫などを行います。
ここで鋭い方は気づくかもしれません。
　「心室細動（VF）や心室頻拍（VT）では胸骨圧迫と除細動を行うのに、
　無脈性電気活動（PEA）では除細動は行わないの？」
と疑問に思った人はいますか？

実はこれも、重要な理由があります。
後ほど、56ページの「除細動」のPARTで詳しく解説しますね。

「モニターを見るな！　人を見ろ!?」
これはメンズがセンパイから言われた言葉です。
みなさん、こんな状況を想像してみてください。

受け持ち患者さんが急変しました。
脈がないことを確認してモニターをつけます。
そこで波形を見ると心室細動（VF）でも心室頻拍（VT）でもない。
よく見ると、正常波形にも見えるし、そうじゃないかもしれない。
でも明らかにVFやVTとは違う波形で、脈はありません。

心電図モニターがどんな波形を示していても、目の前の患者さんが脈拍なしなら心停止です。モニターではなく、人を見て脈を観察しましょう。

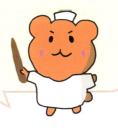

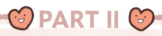

これを見たら病室に走れ！ 超緊急な4つの心電図

④ 心静止 ってどんな病態？

ここが大切！

- 心静止は命令も出ていないし心室も反応しない
- そのため、意識消失/脈なし
- 命令自体が出ていないので、心電図上は一直線になる

▼心停止の心電図

一直線になるよ！

PART II　これを見たら病室に走れ！　超緊急な4つの心電図

✔ 心静止 (asystole) ってどんな病気？

心静止は波形がフラットな状態で命令も何も出ていない状態です。

▼心停止ってなに？

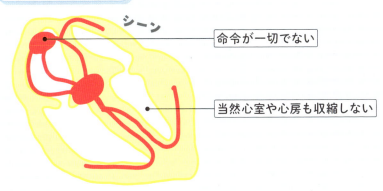

シーン
命令が一切でない
当然心室や心房も収縮しない

このような感じで命令が一切出ていないので当然心臓も動きません。そのため、心電図もこんな感じで平らなままになります。

▼心静止の心電図波形

心電図も平らなまま

心室が収縮できないので脈がない！　▶　心停止のうちの1つ！

✔ 心静止 (asystole) の治療は？

心静止も無脈性電気活動（PEA）と同様に、除細動は行わずに胸骨圧迫などを行います。
その理由は「除細動」の章で解説していきます。

❹ 心静止ってどんな病態？

49

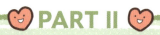

PART II
これを見たら病室に走れ！ 超緊急な4つの心電図

コラム 心停止と心静止
―― 名前めっちゃ似てるけど何が違う？

> **ここが大切！**
> - 心停止は「脈が触れない」こと！
> - 心静止は「脈が触れない」かつ「波形がフラット」な状態！
> - 心停止という分類の中に心静止という病気がある

心停止と心静止は名前がそっくりですよね。
学生の頃、僕はこの2つが同じものだと勘違いしていました。

まず心停止とは何か、についてみていきましょう。
よくドラマなどで「患者さん心停止です！」という場面があり、一気に緊張感が増すシーンがありますよね。

心停止というのは脈が触れない状態のことをいいます。重要なのでもう一度。
　心停止は脈が触れない状態のこと！
そのため、これまでの心室細動、心室頻拍、PEA、心静止は、すべて

PART II これを見たら病室に走れ！ 超緊急な４つの心電図

脈が触れませんよね。なのでこの４つは心停止に分類されます。

▼これらは心停止に分類

心室細動（VF）	→心室が震えているだけなので収縮できない →血液拍出できないので脈なし
心室頻拍（VT）	→心室が速すぎるペースで収縮する →空打ち状態になるので脈なし
無脈性電気活動（PEA）	→命令は出ているけど心室が反応しない →血液拍出できないので脈なし
心静止（asystole）	→命令自体が出ないので心室も収縮しない →血液拍出できないので脈なし

これに対して心静止というのは、心停止の１つで波形がフラットな状態のことをいいます。心電図と脈がないことをみて心静止と診断していきます。逆に、心停止は「脈が触れないこと」なので、心電図は関係ありません。心停止の中に心静止が含まれることは、理解できましたでしょうか？

> 心停止と心静止の違いを臨床に生かしてみよう！
> みんなは普段から患者さんの脈の有無を確認しているかな？
> 脈が触れなかったら、即座に心停止と判断しよう！
> 脈が触れないということは、脳に血液が行かないことだから、すぐに胸骨圧迫を開始するよ！
> で、心停止には「心室細動」「心室頻拍」「PEA」「心静止」の４つがあったよね。
> このうち、除細動を使うのは、「心室細動」と「心室頻拍」の２つだよ！
> 理由は次のコラムを参照してね！

コラム 心停止と心静止——名前めっちゃ似てるけど何が違う？

51

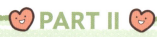

PART II
これを見たら病室に走れ！ 超緊急な4つの心電図

コラム 除細動ってなに？
——心停止全部に除細動しない理由

ここからは心停止の治療と、除細動の適応についてレクチャーします！
よくテレビドラマなどで、意識がない患者さんの胸に当てて電気ショックで「バチコーン！」と音を出す機器が「除細動器」です。

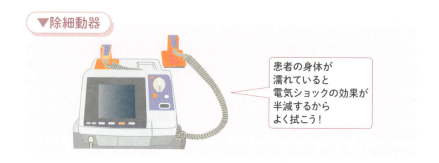

▼除細動器

患者の身体が濡れていると電気ショックの効果が半減するからよく拭こう！

✓ 除細動器ってなに？

除細動器を超絶わかりやすくいうと、
　ピカチュウの10万ボルトくらい強い電流を流してくれる機械
です。
10万ボルトは冗談ですが、とにかく強い電気を流してくれる機械だとおさえましょう！

PART II これを見たら病室に走れ！ 超緊急な4つの心電図

AEDと除細動器はなにが違うの？

›‹コラム› 除細動ってなに？──心停止全部に除細動しない理由

強い電気を流してくれる除細動器には、
　①全部自動でやってくれるタイプ（AED）
　②ある程度手動でやるタイプ（DC）
の2種類があります。

どちらも強い電気を流してくれる機械に違いはありませんが、①のすべて自動でやってくれる機械を AED（自動体外式除細動器）といいます。
AED は automated external defibrillator の略語です。
全自動なので、医療職以外の一般の人でも扱えるようになっています。駅やショッピングモールなど、街中を見るとどこにでも置いてありますね。

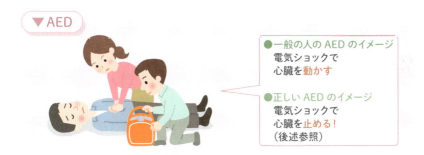

それに対して② DC（直流除細動器）の手動タイプは、「電気ショックが必要な状態なのか」「必要であればどのくらいの強さの電気を流すか」を判断する必要があり、治療行為となるため、医師のみが使えます。
DC は、direct current（DC）の略で、直流除細動器のことを direct current（DC）defibrillator といいます。

53

それぞれ、
　AED → 150 ジュール
　DC → 360 ジュール
までの強さを出力できるので、DC では AED の倍以上の電気を流せることをおさえておきましょう。

除細動の適応

心停止のうち、
　除細動の適応となるのは心室細動（VF）と心室頻拍（VT）
であることをまずはおさえてください。

▼除細動の適応

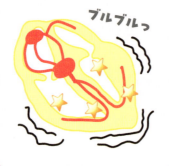

心室細動（VF）
- 心室がブルブル震えちゃう！
→震えているだけなので心室は収縮できない
→血液を拍出できない（脈なし）
→脳に血液行かない（意識消失）

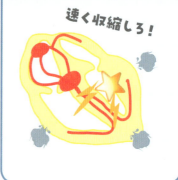

心室頻拍（VT）
- 心室の収縮が速すぎる
→血液がたまる前に収縮
→血液を拍出できない（脈なし）
→脳に血液行かない（意識消失）

PART II これを見たら病室に走れ！ 超緊急な4つの心電図

なぜ心室細動（VF）とVT（脈がないタイプ）が除細動の適応となるのでしょうか？

そもそも除細動の目的は、
　<mark>強い電気を流すことで心臓の動きをいったん止めること</mark>
にあります。
つまり、めっちゃ強い電気を流すことによって心静止にさせることが除細動の目的なんですね。
強い電気を流して、心臓の動きと洞結節からの命令をいったん全部リセットします。
こうすることで、再び洞結節から正常な命令が出てくるのを待ちます。
これが除細動治療の目的です。

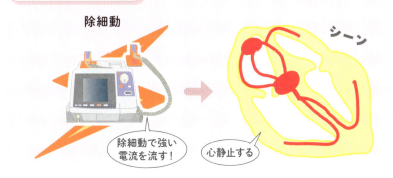

▼除細動治療の目的

これを踏まえて、除細動の適応となる心停止をもう一度考えていきましょう！

①心室細動

- 心室から不規則な命令がバラバラに出ているので強い電気を流してリセットさせたほうがよさそうですね。

コラム　除細動ってなに？ ── 心停止全部に除細動しない理由

②心室頻拍

● 心室から一定のペースでめちゃめちゃ速い命令が出てしまっています。これも強い電気を流して一旦心臓の動きを止めたほうがよさそうですね。

③無脈性電気活動（PEA）

● これは、命令自体は出ているけど、心室が命令に反応できずに収縮できない病気でした。

● 正常波形が出ていることもあります。

● なので VF や VT のように、どこかから異常な命令が出ているわけではなく、心室の動きが何かによって妨げられていることに原因があります。

● そのため、無脈性電気活動（PEA）の原因となっている疾患（例えば重度の低酸素血症など）を治療しなければいけません。

● 強い電流を流しても、弱っている心室自体が回復するわけではないので、除細動の適応にはなりません。

心室頻拍（VT）には脈があるタイプと脈がないタイプがあるって勉強したね！

AED では脈があるタイプの心室頻拍（VT）にも反応しちゃうことがあるよ！（AED には脈の有無を判断する機能はないよ）

なので、倒れている人がいたらまずは脈がないかを確認しよう！！

PART II これを見たら病室に走れ！ 超緊急な4つの心電図

④心静止

- 言わずもがなですね。
- 除細動の目的は心静止をさせることにあるので、最初から心静止になっているものには効きません。
- 無脈性電気活動（PEA）と同じく、心静止になっている原因疾患を治療します。
- そのため、除細動の適応にはなりません。

> **コラム** 除細動ってなに？──心停止全部に除細動しない理由

ミニコラム

心室細動の治療
──除細動とアドレナリンのタイミング

こちらのコラムは難しい話になるので興味がある人向けに解説します。除細動や無脈性VTを理解している前提で話を進めていきます。まず、無脈性VTとVFの場合は基本的に除細動を優先し、2回目の除細動後にアドレナリンを投与します。イメージとしてはこんな感じです。

① 初回の除細動で蘇生できることが多い

1回目の除細動で蘇生できることがあります。蘇生直後の心臓に、心臓刺激作用をもつアドレナリンを投与してしまうと、再度心臓が不安定になりVFを起こすリスクがありますよね。なので、まずは除細動を優先し、その間に心肺蘇生（cardiopulmonary resuscitation・CPR）で脳に血液を送り続けます。

② 除細動で心臓の動きを止めたところにアドレナリンを投与

2回目の除細動で強力な電流を流すことにより心臓の動きを止めます。プルプル震えている心室細動の時にアドレナリンを投与するよりも、動きが止まっているところに心臓を刺激してくれるアドレナリンを投与するほうが自己心拍は再開しやすいですよね。

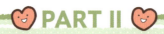

これを見たら病室に走れ！ 超緊急な4つの心電図

コラム T波について

ここで、T波について解説していきます。
T波は収縮した心室が元に戻る様子を表しています。

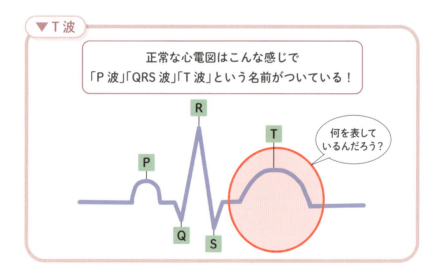

▼T波

正常な心電図はこんな感じで
「P波」「QRS波」「T波」という名前がついている！

何を表しているんだろう？

このT波は、心電図上、絶対に刺激を加えてはいけないんです。

PART II これを見たら病室に走れ！ 超緊急な4つの心電図

コラム T波について

▼T波は絶対に刺激を与えてはダメ！

心電図上、絶対に刺激を加えちゃいけない場所がある！
T波→収縮した心室が元に戻る様子

どうしてかというと、もしもT波に刺激を加えてしまうと心室細動とか心室頻拍に移行することがあるんですね。

こんなニュースを聞いたことないかな？
野球ボールが胸に当たってしまい、突然死したニュースだよ。

実はこれ、T波のタイミングで運悪く野球ボールが胸に当たって衝撃が心臓に伝わってしまうことによる心臓震盪なんだ！
不安定なT波のタイミングの時に心臓を刺激してしまうと心室細動や心室頻拍になりやすいんだね。

詳細はカルディオバージョンやR on TのPART Vを見てね！

この心室細動は、簡単にいうと心室がブルブルブルブル興奮してしまう病気ですね。
上手に収縮ができない病気なので、血液をうまく送り出すことができない。そのため脳などに血液がいかなくなり意識消失になっていきます。

皆さんも8時間労働とかでひと仕事を終えた後、「疲れたな」と休みたくなりますよね。
疲れきって睡眠をとることで、徐々に回復していくんですけど、この疲れ切って回復しているところに、「もう1回働いて」と命令が来たらどう思いますか？ ブチ切れません？

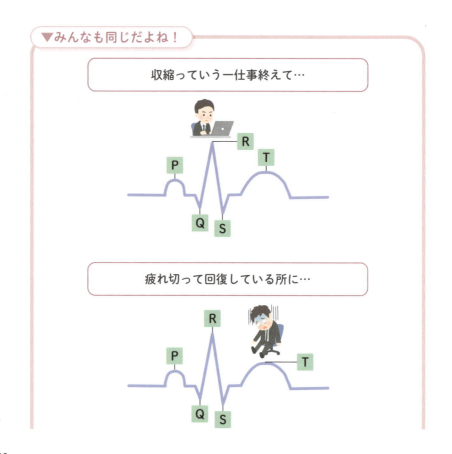

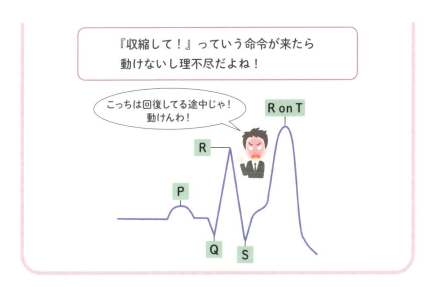

心臓もそれと同じで、QRS 波で収縮した後、ひと仕事終えた後は T 波で回復しているので、ここにまた QRS 波が重なってしまうと、めちゃめちゃ不安定な状態なので、心室細動とか心室頻拍に移行することがあるわけです。

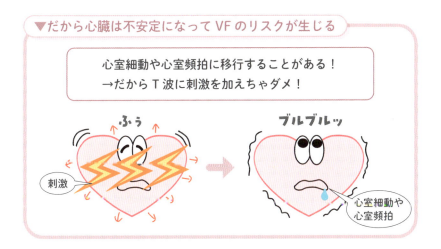

これが T 波に刺激を加えてはいけない理由です。

R on T やカルディオバージョンの PART V でも解説しているので、そちらも読んでみてください。

また、絶対不応期や相対不応期について解説しているので、R on T のところを参照してください。

これで完璧!
房室ブロックの心電図の読み方

このPARTでわかること!

- ✓ 房室ブロックってどんな病気？心電図はどうなる？
- ✓ 房室ブロックの中でも緊急性が高いのはどれ？

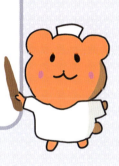

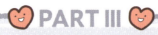

これで完璧！ 房室ブロックの心電図の読み方

① 房室ブロックってどんな病態？
──Ⅰ度？ Ⅱ度？ Ⅲ度？ 何が違う!?

ここが大切！

- 房室ブロックでは、「房室結節」に命令を邪魔するガードマンがいる！

- Ⅲ度房室ブロック→命令を完全に止めちゃう！

- Ⅱ度房室ブロック→命令を止めたり止めなかったりする！

- Ⅰ度房室ブロック→命令を通してくれるけど命令が流れるスピードを遅くする！

さあやってまいりました！
国家試験にも出るけど、なかなか理解しにくい房室ブロック！

実は房室ブロックって、本質さえ理解しちゃえばどうってことないんですね。
その本質とは

　房室結節には、命令を邪魔するガードマンがいる

ということです。これさえ理解できれば房室ブロックの8割はこっちのもんです。

PART III これで完璧！ 房室ブロックの心電図の読み方

❶ 房室ブロックってどんな病態？──Ⅰ度？Ⅱ度？Ⅲ度？何が違う⁉

✔ 房室ブロックってなんぞや？

まず、房室ブロックというのは、
　房室結節付近の経路がオカしくなっちゃって、心房から心室に命令がうまく伝わらない病気
のことなんですね。

▼房室ブロックってそもそもなに？

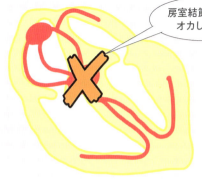

房室結節付近がオカしくなる

房室結節あたりの経路がオカしくなっちゃって心房から心室に命令がうまく伝わらない病気！

房室結節あたりに、命令を通すのを邪魔するガードマンみたいな人がいると思ってください。

それで房室結節やヒス束あたりの経路がおかしくなってしまうことによって、「収縮して」という命令がうまく伝わっていかないんですね。この命令がうまく伝わらない病気のことを「房室ブロック」といいます。

65

房室ブロックの種類は3つ！

心室に命令が伝わらないパターンは3つあります。
1つ目が、
　完全に命令が遮断されてまったく心室に命令が伝わらないパターン
です。

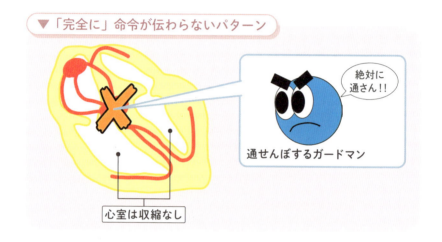

▼「完全に」命令が伝わらないパターン

このガードマンは、命令を完全に通す気ありませんね。
命令が完全に伝わらないので、心室は収縮しません。
ただ、心室が収縮しないと非常にマズいので、どうにかして心室を収縮させていく必要があります。
詳細は後述を参照してください。

2つ目が
　命令を通してくれたり通してくれなかったりするパターン
です。
そのため、命令が通ったとき、心室は収縮できます。

PART III これで完璧！ 房室ブロックの心電図の読み方

❶ 房室ブロックってどんな病態？──Ⅰ度？Ⅱ度？Ⅲ度？何が違う⁉

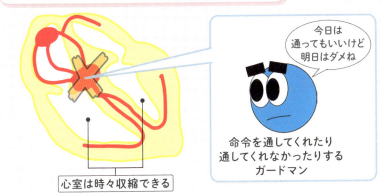

なんて中途半端なガードマンなんでしょう。
今日は通ってもいいけど明日はダメねーみたいな感じで、通せんぼする奴は気分屋だとおさえてくださいね。
そのため命令が通ったり通らなかったりします。
気分屋の性格のガードマン、まるで私生活の僕のようです。

3つ目が
　命令は伝わるけど命令の足を引っ張ってしまい、伝わり方が遅くなるパターン
です。
命令は伝わるので心室の収縮はできますが、心房が収縮してから心室が収縮するまでの時間が長くなります。

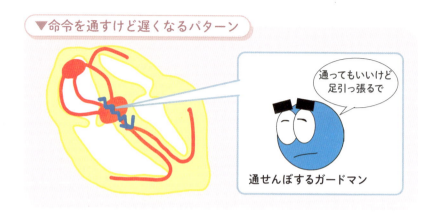

命令は一応伝わるんです。
けれども、通せんぼするガードマンが足を引っ張っているので、命令の伝わり方がちょっと遅くなってしまいます。

通常なら洞結節から出た命令は、すんなり伝わっていくんです。けれども、房室ブロックの場合、イラストのあたりで命令の足を引っ張ってしまいます。
そのため、命令の伝わるスピードが少し遅くなってしまうんですね。
ただ心室に命令自体は伝わっていきます。
だから、房室結節付近に命令の足を引っ張るガードマンがいるととらえていきましょう。

つまり、①完全に遮断されてしまうパターン、②命令を通してくれたり通してくれなかったりするパターン、③命令自体は伝わるけど伝わり方が遅くなってしまうパターンがあるわけです。

これにはそれぞれ、上から順に、完全房室ブロック（Ⅲ度房室ブロック）、Ⅱ度房室ブロック、Ⅰ度房室ブロックという名前がついています。

PART III これで完璧！ 房室ブロックの心電図の読み方

❶房室ブロックってどんな病態？ ── I 度？ II 度？ III 度？ 何が違う!?

完全房室ブロック （III度房室ブロック）	命令を完全に遮断する
II 度房室ブロック	命令が通ったり、通らなかったりする
I 度房室ブロック	命令を通すけど、足を引っ張るので伝わるのが遅い

それぞれの波形の特徴を説明していきましょう。

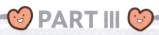

PART III
これで完璧！ 房室ブロックの心電図の読み方

❷ I度房室ブロックってどんな病態？

> **ここが大切！**
> - I度房室ブロックは命令は心室に伝わるけど<u>房室結節あたりの命令の伝わり方が遅い</u>パターン
> - 心電図は <u>PQ間隔が長く</u>なる

▼ I度房室ブロックの心電図波形

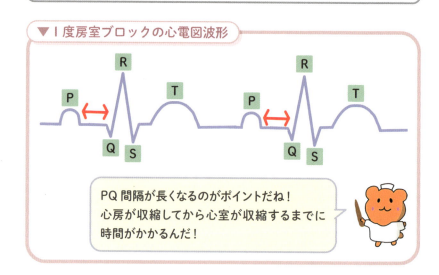

PQ間隔が長くなるのがポイントだね！
心房が収縮してから心室が収縮するまでに時間がかかるんだ！

PART III これで完璧！ 房室ブロックの心電図の読み方

✔ Ⅰ度房室ブロックってなんぞや？

早速、各論に入っていきましょう！
Ⅰ度房室ブロックというのは もっとも緊急性が低いんです！
病態としては、
　命令は伝わるけど房室結節付近で命令の足を引っ張ってしまい、伝わり方が遅くなるパターン
でした。

▼Ⅰ度房室ブロック

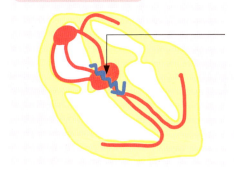

命令の伝わる
スピードが遅い
⋮
↓
心房から心室に
命令が行くまで時間がかかる

命令は伝わるので心室の収縮はできます。
ただ、心房が収縮してから心室が収縮するまでの時間が長くなります。

どういうことかというと、正常な場合、洞結節から命令が出ます。
で、命令は房室結節に行き、ヒス束、右脚・左脚、プルキンエ線維の順にたどります。
洞結節から房室結節に命令が行くと、心房が収縮します。
房室結節からプルキンエ線維に命令がいくと、心室が収縮します。

そのため、房室結節に命令の足を引っ張るガードマンがいると、そこ

でタイムロスが生じて心房が収縮してから心室が収縮するまでの時間が長くなりますよね。
これが I 度房室ブロックの特徴です。

I 度房室ブロックの心電図はどうなる？

I 度房室ブロックでは、
　P 波が出てから QRS 波が出るまでの間隔が長く
なります。
もう少しかっこよくいうと、「PQ 時間の延長」といいます。

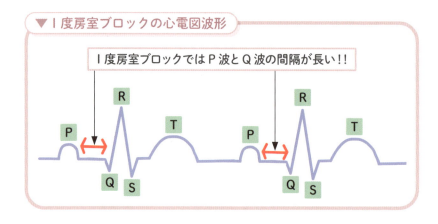
▼ I 度房室ブロックの心電図波形
I 度房室ブロックでは P 波と Q 波の間隔が長い！！

しつこいようですが、P 波は心房の収縮、QRS 波は心室の収縮を表していました。
I 度房室ブロックでは、房室結節付近でガードマンが命令の足を引っ張るので、P 波が出てから QRS 波が出るのが遅くなってしまいます。
なので、PQ 時間が延長するんですね！

PART Ⅲ これで完璧！ 房室ブロックの心電図の読み方

❷ Ⅰ度房室ブロックってどんな病態？

ミニコラム

PQ時間の特徴

Ⅰ度房室ブロックではPQ時間が延長すると学びましたね。
では、どのくらい延長するのでしょうか。

正常な場合、P波が出てからQ波が出るまでの時間は0.12秒以上0.2秒未満です。
そのため、もしもPQ時間が0.12秒未満の場合は

「心房から心室に行くまでの命令が早すぎる！　PQ時間の短縮だ！」

と考えます。
原因としては、ヒス束以外の経路（副伝導路：命令の裏ルートみたいなもの）を通る疾患などが考えられます。

逆にPQ時間が0.21秒以上の場合は

「心房から心室に行くまでの命令が遅すぎる！　PQ時間の延長だ！」

と考えます。
そう、このケースがⅠ度房室ブロックですね。例えばですが、PQ時間が0.28秒くらい延長している場合もあります。

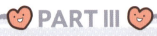

これで完璧！ 房室ブロックの心電図の読み方

③ II度房室ブロックってどんな病態？

ここが大切！

- II度房室ブロックは命令が心室に伝わったり伝わらなかったりするパターン

- 実はII度房室ブロックには2種類ある！
  → ウェンケバッハ型
  → モビッツII型

- ウェンケバッハ型の心電図は、PQ時間が徐々に延長してQRS波が消える…を繰り返す

- モビッツII型の心電図は、PQ時間の延長なくいきなりQRS波が消える！

✓ II度房室ブロックってなんぞや？

II型房室ブロックというのは、命令を通す時もあれば、通さない時もあるタイプの房室ブロックです。

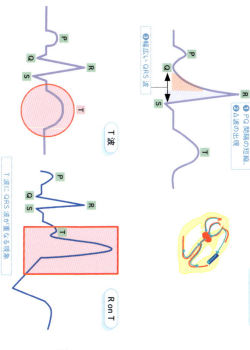
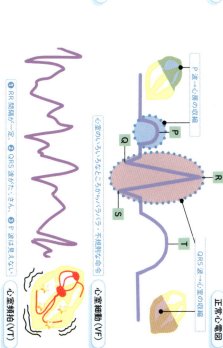

心電図の波形の特徴②

I度房室ブロック

PQ間隔が長い

P R T Q S

II度房室ブロック

ウェンケバッハ型

PQ間隔が徐々に延長、QRS波が消えるを繰り返す

P R T S Q

モビッツII型

PQ間隔の延長なく、QRS波が突然消える

P R T Q S

完全房室ブロック（III度房室ブロック）

❶PP間隔は一定
❷RR間隔は一定
❸PQ間隔はバラバラ

心房細動（AF）

❶RR間隔がバラバラ
❷P波の消失／f波の出現

心電図の波形の特徴③

心房粗動

2:1伝導

❶F波の出現
❷RR間隔は一定

QRS波　F波　QRS波　F波　QRS波　F波　QRS波

4:1伝導

F波　F波　F波　F波　QRS波

発作性上室頻拍（PSVT）

房室回帰性頻拍（AVRT）

RR間隔一定

逆行性P波

R

房室結節回帰性頻拍（AVNRT）

RR間隔一定

R

P波はQRS波に埋もれている

PART III これで完璧！ 房室ブロックの心電図の読み方

❸ Ⅱ度房室ブロックってどんな病態？

▼ Ⅱ度房室ブロックの心電図波形

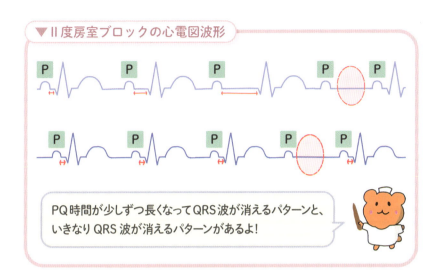

PQ時間が少しずつ長くなってQRS波が消えるパターンと、いきなりQRS波が消えるパターンがあるよ！

▼ Ⅱ度房室ブロックってなに？

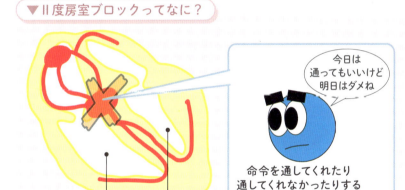

そのため、命令がうまく通った時は、心室が収縮できるのですが、命令が通らなかった時は、心室が収縮できません。
これがⅡ度房室ブロックの特徴です。

75

また、Ⅱ度房室ブロックというのは2種類あるんですね。

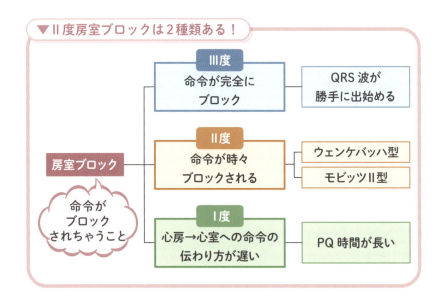

それがウェンケバッハ（Wenckebach）型房室ブロックとモビッツ（Mobitz）Ⅱ型房室ブロックです。

この2つには、PQ時間に違いがあります。
詳しくみていきましょう。

✓ Ⅱ度房室ブロック（ウェンケバッハ型）

基本的にウェンケバッハ型というのは、
　命令を少しずつ邪魔していってQRS波が消えるタイプの房室ブロック
です！
わかりにくいので心電図でみていきましょう。

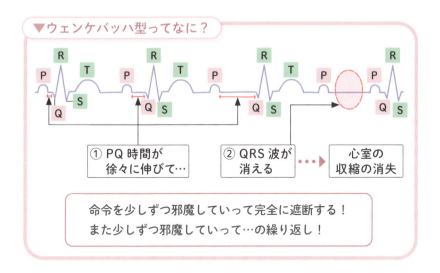

このように最初の波形は P 波と QPS 波の間隔（PQ 時間）は延びてはいません。
しかし、2 つ目、3 つ目の波形になると、ちょっとずつ PQ 時間が延びていきます。
で！　あら不思議！！　あるタイミングで QRS 波が消えるんですね！

イメージとしては、最初は房室結節付近にいるガードマンが「命令は通ってええでー」みたいな感じで邪魔をまったくしないので、P 波が出てからすぐに QRS 波が出ていくんです。
けれども、徐々に命令に「ちょっと待ってなー」みたいに命令を少しずつ邪魔していく感じです。

続いて、少しずつ命令を邪魔する時間が長くなっていき、ある時ふと「命令止めちゃうで！」と完全に命令を遮断していきます。そっすると QRS 波が消えます。
それでまた PQ 時間は正常に戻ります…というのを繰り返していきます。

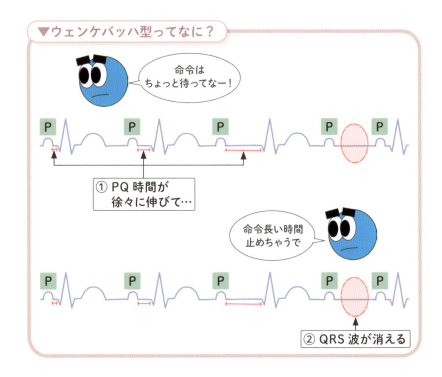

これがウェンケバッハ型の心電図の特徴です。

例えるならば、遠距離恋愛の恋人ですね。

最初は頻繁に連絡をくれていたのに、徐々に連絡を返さなくなり…いずれ連絡が来なくなります。

まるでウェンケバッハ型のQRS波が消えるタイミングと似ていますよね。

✓ Ⅱ度房室ブロック（モビッツⅡ型）

それに対してモビッツⅡ型は、何の前触れもなくいきなりQRS波が消失する不整脈です。

PQ時間は常に一定なのですが、突然「命令止めるわ！」とガードマンがしゃ

しゃり出てきます。なので突然 QRS 波が消えていきます。

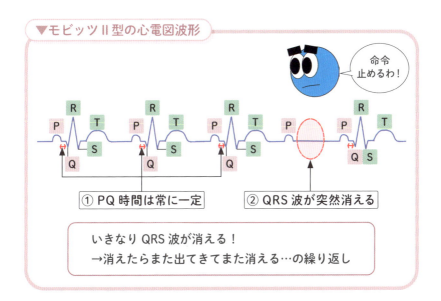

▼モビッツⅡ型の心電図波形

① PQ 時間は常に一定
② QRS 波が突然消える

いきなり QRS 波が消える！
→消えたらまた出てきてまた消える…の繰り返し

遠距離恋愛で例えるならクズ男です。
付き合ってからずっと連絡をくれたのに、ある日いきなり「なんかだるいわ！　別れよ！」と何の前触れもなくいきなり告げられ、突然連絡が途絶えます。

モビッツⅡ型のほうが緊急度は高いです。だっていきなり QRS 波が消失しますからね。

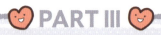

これで完璧！ 房室ブロックの心電図の読み方

④ 完全房室ブロック（Ⅲ度房室ブロック）ってどんな病態？

> **ここが大切！**
> - 完全房室ブロック（Ⅲ度房室ブロック）は<mark>房室結節での命令が完全に遮断</mark>される
> - 万が一に備えて心室には勝手に収縮し始める<mark>バックアップ機能</mark>がある！
> - PP間隔、RR間隔は一定だけど、<mark>PQ間隔はバラバラ</mark>

▼完全房室ブロック（Ⅲ度房室ブロック）の心電図波形

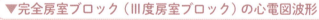
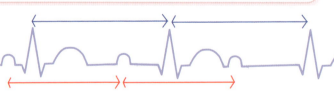

心房は心房で、心室は心室でそれぞれ勝手に収縮し始めるのがポイントだよ！

PART III これで完璧！ 房室ブロックの心電図の読み方

✔ 完全房室ブロック（Ⅲ度房室ブロック）ってなんぞや？

完全房室ブロックまたはⅢ度房室ブロックというのは、
<mark>房室結節から先に完全に命令が伝わらない病気</mark>
です。

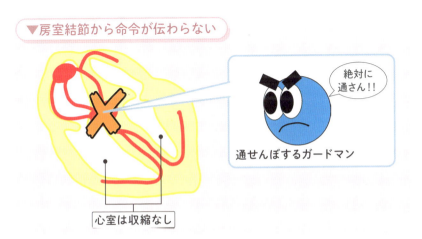

▼房室結節から命令が伝わらない

絶対に通さん!!

通せんぼするガードマン

心室は収縮なし

Ⅲ度房室ブロックにもなると、房室結節にいるガードマンはめちゃめちゃ頑固なので、何が何でも心室に命令を通しません。Ⅰ度房室ブロックのガードマンが優しく見えますよね。

で、こう言われると皆さん、
「え!?　心室に命令伝わらないと心室が収縮できないし、心室の収縮を表すQRS波も出ないんじゃね!?　血液送り出せないしヤバくね!?」
と思いませんか？

けれども、皆さん安心してください。

もしもの時のバックアップ機能が備わっています。
どういうことかというと、心室が収縮できなくなったら血液を全身や脳に送り出せず緊急事態なので、万が一に備えて「脚」や「プルキンエ線維」から命令が出るようになっています。
人間の体って本当に素晴らしいんですよ。
これを「自動能」というんですね。

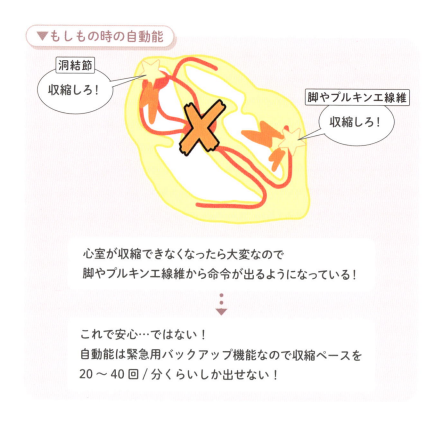

これが完全房室ブロック（Ⅲ度房室ブロック）の病態です。
でも、これで安心ではないんです。

どうしてかというと、この自動バックアップ機能は、あくまでも緊急

用のバックアップ機能なので、1分間に20〜40回程度のスピードでしか収縮することができません。
20回/分程度では全身に十分な血液を送り出せませんね。

(ちなみに補足ですが、自動能のバックアップ機能の心拍数は部位によって異なります。例えば、脚は40〜50回/分、プルキンエ線維は20〜40回/分程度の命令を出すと言われています。本書では厳密には解説しませんが、あくまでも「緊急用バックアップ機能」なので少ないペースでしか収縮できないということを理解してください)

通常、僕たちの心臓が収縮するスピードは、60〜90回/分のペースであり、血液を送って細胞に酸素や栄養素を届けています。

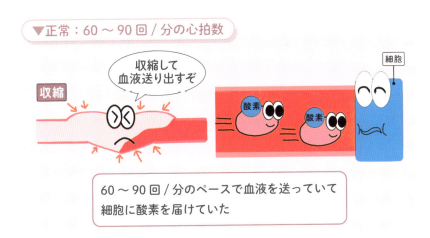

▼正常：60〜90回/分の心拍数

60〜90回/分のペースで血液を送っていて細胞に酸素を届けていた

次ページのイラストのように、しかし20回/分だと回数が少なすぎるため、血液が末梢の組織まで十分届けられなくなってしまって、酸素や栄養素が足りなくなります。

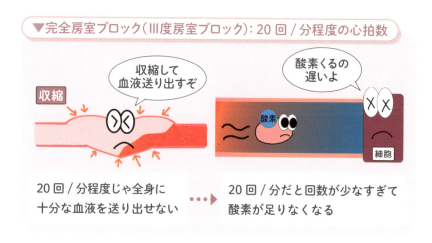

そうすると手足の組織などは、「酸素くるの遅いよ！　酸欠で死んじゃう！」のような状態になっていきますので、どんどん末梢の組織は血液が足りずに酸欠状態になって、手足などは冷たくなっていきます。

そのため完全房室ブロック（Ⅲ度房室ブロック）では、
　「手足が冷たくなる（血液をすみっこまで回せないから）」
　「意識レベル低下（脳が酸欠になるから）」
などの症状が現れます。

＊

PART Ⅲ これで完璧！ 房室ブロックの心電図の読み方

❹ 完全房室ブロック（Ⅲ度房室ブロック）ってどんな病態？

▼完全房室ブロック（Ⅲ度房室ブロック）の症状

手足が冷たくなる ・・・▶ 血液を十分に隅まで回せないから

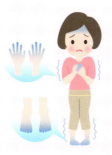

意識レベル低下 ・・・▶ 脳が酸欠になるから

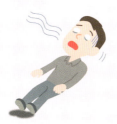

完全房室ブロック（Ⅲ度房室ブロック）の心電図はどうなる？

完全房室ブロック（Ⅲ度房室ブロック）の心電図の特徴は3つです。

① RR間隔が広く／一定
② PQ間隔がバラバラ
③ PP間隔が一定

これをひとつずつ見ていきましょう！

85

① RR 間隔が広く / 一定

まず、RR 間隔とは、QRS 波が出てから次の QRS 波が出るまでの間の間隔のことをいいます。

PART Ⅱ で説明したように、QRS 波は心室の収縮を表していましたね。つまり、RR 間隔が広いというのは、QRS 波同士の間隔が長く、「心室の収縮するペースがゆっくり」ということを表しています。

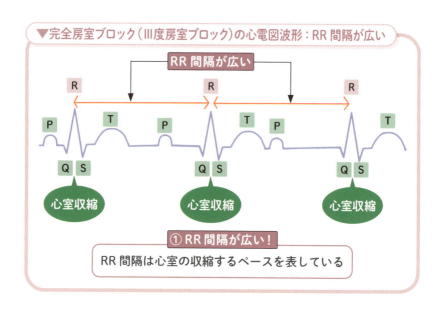

RR 間隔が広くなる理由としては、自動能は 20 ～ 40 回 / 分というゆっくりペースでしか命令を出せないので、心室もそれに合わせてゆっくり収縮していきます。

そのため心室の収縮を表す QRS 波もゆっくりペースになっていくので RR 間隔が広くなります。

② PQ間隔がバラバラ

PQ間隔がバラバラについてですが、PQ間隔は「心房が収縮してから心室が収縮するまでの時間」のことを表しています。イメージはこのような感じです。

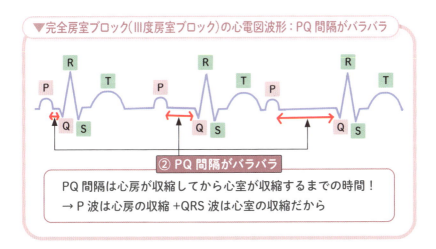

なぜPQ間隔がバラバラなのでしょうか？

次のページのイラストのように、完全房室ブロック（Ⅲ度房室ブロック）では、房室結節が完全に遮断されていました。
そうすると心房は心房で、心室は心室で勝手に収縮するので、「心房が収縮して次に心室が収縮する」という連携プレーができません。
そのため、P波（心房が収縮）が出てからQRS波（心室が収縮）が出るまでの時間がバラバラで規則的ではないんですね。

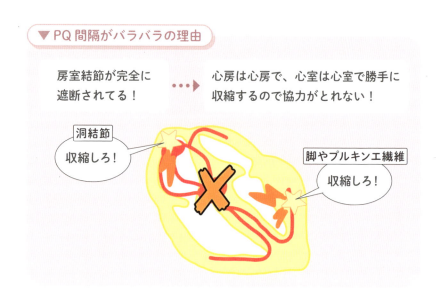

③ PP 間隔が一定

PP 間隔が一定についてですが、完全房室ブロックでは、房室結節で命令が完全に遮断されますよね！

そのため、心房は心房で、心室は心室で勝手に収縮を始めるのですが、それぞれのリズムは一定です。

つまり、心房の収縮リズムは一定で、心室の収縮リズムも一定です。なので心房の収縮を表す P 波は、一定の間隔で現れるわけです。

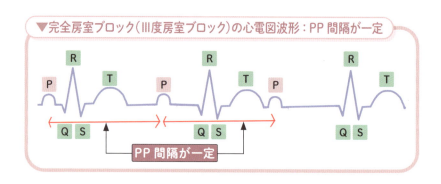

PART III これで完璧! 房室ブロックの心電図の読み方

④ 完全房室ブロック（Ⅲ度房室ブロック）ってどんな病態？

ミニコラム

心周期を学んでいこう！

このコラムでは、余裕がある人向けに心周期を簡単に解説していきます。こちらのイラストをご覧ください。

▼心周期と心電図

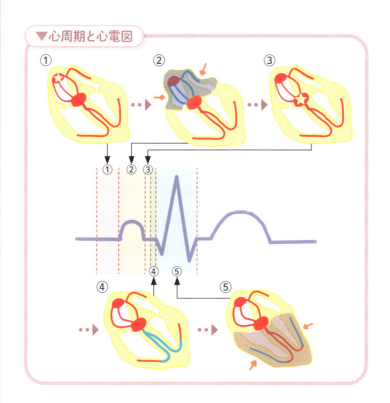

学生の頃、授業で心周期について学んだことのある方は多いと思います。ただ、教科書上では、「等容性収縮」「等容性弛緩期」などの言葉で説明されており、非常にわかりにくいですよね。

心周期を簡単に説明すると、

- 心房に十分血液がたまる（①）
- 心房は収縮して心室に十分な血液が行く（②）
- 心室が収縮して血液が送り出される（③〜⑤）
  →この一連の流れが十分な1回拍出量を作っている

ととらえてください。

これらを刺激伝導系と合わせて考えると上のイラストのようになります。

重要なのは、心房が収縮した後、心室に血液がたまる時間があり、十分な血液がたまったら心室が収縮します。この②〜④の「心室に血液がたまる時間」をすごくざっくりいうとPQ時間になります。

そのため、PQ時間が短い場合は、心室に十分な血液量をためることができず、血液を拍出する量が少なくなってしまいます。PART IIIでは、完全房室ブロックは20回程度の心拍数のため、脳に血液が十分に送り出せないと説明しましたね。

実はそれだけでなく、PQ時間がバラバラということは、つまり「心室に十分な血液をためる時間がないため、十分な心拍出量を送り出せない」ということになります。

そのため、完全房室ブロックは問題なんです。

以下まとめです。

完全房室ブロックがやばい理由

- 20回程度の心拍数しかないため
- 1回拍出量が十分ではないため

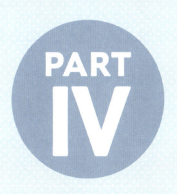

PART IV

臨床で覚えるべき 5つの心電図

このPARTでわかること！

- ✓ 心房細動と心房粗動の違いとは？
- ✓ 心房粗動の心電図の読み方と緊急度は？
- ✓ PSVTの心電図はどうなる？ その理由は？
- ✓ PSVTの分類〜AVNRTとAVRTってなに？
- ✓ 心室期外収縮の心電図の読み方と緊急度は？
- ✓ WPW症候群の心電図はどうなる？その理由は？
- ✓ WPW症候群の治療とは？β遮断薬が禁忌な理由は？

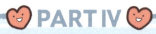

PART IV 臨床で覚えるべき5つの心電図

❶ 心房細動（AF）ってどんな病態？

ここが大切！

- 心房細動は<u>心房がプルプル震えちゃう病気</u>！
  → 心房内の血液の流れが悪くなる
  → <u>心房に血栓ができちゃう！</u>

- 心電図の特徴は3つ！
  ① RR間隔がバラバラ（RR間隔不整）
  ② P波の消失
  ③ f波の出現

▼心房細動の心電図

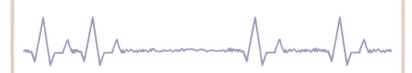

心房が細かく震えている（ギザギザの波）が出現しているよ！

PART IV 臨床で覚えるべき5つの心電図

✓ 心房細動（AF）ってどんな病態？

心房細動（atrial fibrillation：AF）というのは、

<u>心房が細かく震えてしまう</u>

病態です。

もっと簡単にいうと、心室細動（VF）の心房バージョンですね。

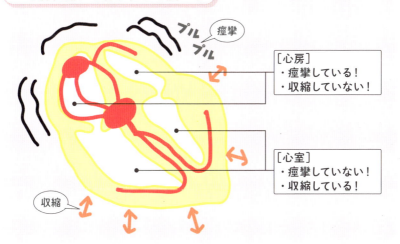

▼心房細動は心房が細かく震える

心室細動（VF）と同じように、心房細動（AF）の時の心房は痙攣しているだけなので収縮はできません。
この理由としては、心房の至るところから「収縮しろ！」という命令が出ているからなんですね。
心房のいろいろな場所から「収縮しろ」「収縮しろ」「収縮しろ」みたいな感じでバラバラに命令が出るので、結果的に心房全体がきちんと収縮できないんですね。
そのため、心房はプルプルプルプル震えているだけになります。
これが心房細動の病態です。

93

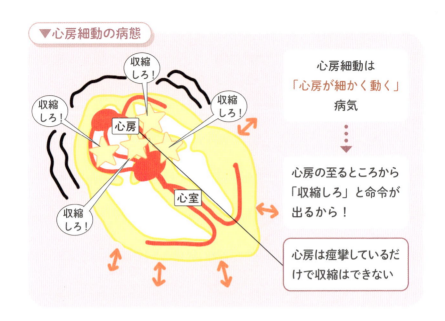

▼心房細動の病態

ただ心室細動（VF）ほど緊急性はありません。
なぜなら心房細動では
　「心室は収縮できているから」
なんです。
心房はどうあれ、心室さえ収縮できていれば全身に血液が送り出せるので脳に血液が行きます。だから意識があります。

それに対して、心室細動（VF）では、心室が収縮することができないので全身に血液を送り出せずに意識が消失してしまいます。

それでは心房細動では緊急性がないのかというと、実はそうでもありません。
心房細動では、心房がプルプル震えているので心房内に血液がたまってしまい、血栓（血の塊）ができてしまうことがあります。

PART IV 臨床で覚えるべき5つの心電図

① 心房細動（AF）ってどんな病態？

で、問題なのはここからです。
血の塊がふとしたはずみで心室に移動してしまいます。

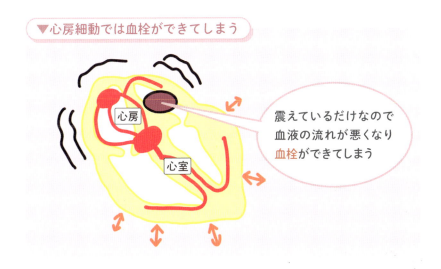

▼心房細動では血栓ができてしまう

震えているだけなので血液の流れが悪くなり血栓ができてしまう

心室は普通に収縮できるので、収縮したタイミングで、ドピュッと血液と一緒に血栓が全身に向かって送り出されていきます。
その結果、血栓が脳血管などの細い血管に詰まってしまい、脳梗塞を引き起こす原因になります。
（余談ですが、心房細動は左心房に多く発生します。頻度は少ないですが、右心房の心室細動（VF）の場合、肺塞栓となり脳梗塞にはなりません）

ちなみに、心室の収縮ペースは一定ではなく、不規則になります。
なぜなら、心房から出ているバラバラの命令が時々心室に伝わるからですね。

こう聞くと読者によっては、このような疑問が生まれるかもしれません。
「なんで心房で発生したすべての命令は心室に伝わらないの？」

95

実は心房内の命令は、一度は房室結節に集められます。
なので、もしも心房細動の場合で、心房から出ているバラバラな命令をすべて心室に伝えたらどうなると思いますか？

そう、心室頻拍（VT）になりますよね！
心房内では、心房が収縮できないほど不規則な命令がそこらじゅうに発生しています。それを心室にすべて伝えてしまったら、心室の収縮ペースが速くなってしまい、空打ち状態になります。

そのため、房室結節は心室頻拍（VT）を起こさないために、ワザとすべての命令を伝えないようにしているんです。

▼心房のすべての命令が心室に行かない

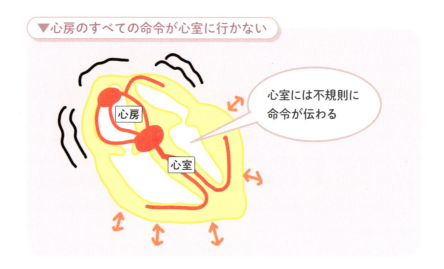

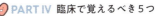

✔ 心房細動（AF）の心電図はどうなる？

心房細動の心電図の特徴は 3 つあります。

① RR 間隔がバラバラ

専門用語では「RR 間隔の不整」と表記されますが、難しいのが嫌いなので、「バラバラ」と表現します。イメージはこんな感じです。

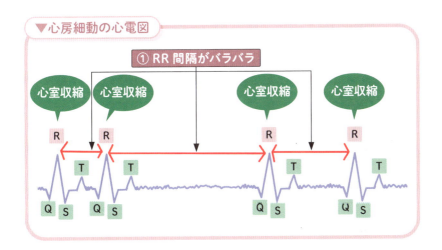

▼心房細動の心電図

PART I で説明したように、QRS 波というのは心室の収縮を表していましたよね。QRS 波が出てから次の QRS 波が出るまでの間隔のことを RR 間隔といいます。
なので RR 間隔がバラバラということは、心室が不規則に収縮しているということを表しています。

② P 波の消失 /f 波の出現

心房細動では、心房から訳のわからない不規則な命令がたくさん出ていきますよね。
結果的には心房は細かく震えているだけなので、P 波は出ません。

その代わり、細かく震えていることを表す「f波」という波が出現します。

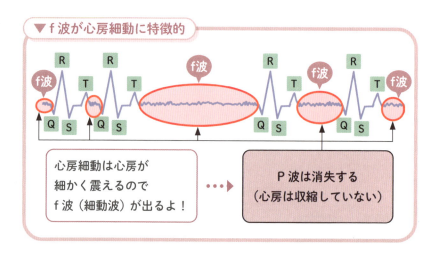

このギザギザになっている部分をf波といいます。
P波というのは「心房の収縮」を表していました。
心房細動では、心房は震えているだけなので上手に収縮することができません。そのため、心房の収縮を表すP波が消失してその代わりに「震えている感じ」を表すギザギザのf波が出現します。

PART IV 臨床で覚えるべき5つの心電図

❶ 心房細動（AF）って どんな病態？

> **ミニコラム**

心房細動って超身近な病気！？

心房細動はとても身近な病気です。加齢とともに増える病気で、80歳以上では男性の4%、女性の2%にみられ、推定患者数は100万人以上といわれています。

「心房が震える」と聞くと、何だか重大な病気ととらえがちですが、実は半数近くの患者さんが自覚症状がまったくないといわれています。

健診で初めて指摘されたケースも少なくありません。そのほかの症状としては、「胸がざわざわする」「何だか動悸がする」などの症状もあります。

ただ、血栓が詰まることにより脳梗塞になりやすいため、健診で異常を指摘されたら病院に行きましょう。

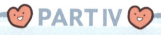

PART IV 臨床で覚えるべき5つの心電図

② 心房粗動（AFL）ってどんな病態？

ここが大切！

- 心房粗動は心房が一定のペースで収縮しちゃう
  → 収縮ペースはかなり速め

- 心電図の特徴は2つ！
  → 速すぎる心房の収縮を表す波のF（ラージエフ）波が出現する
  → RR間隔は一定

▼心房粗動の心電図

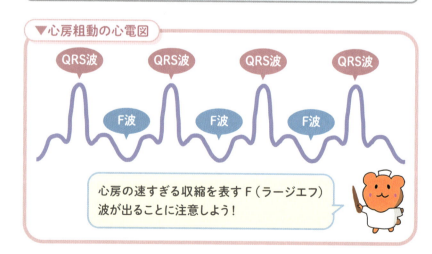

心房の速すぎる収縮を表すF（ラージエフ）波が出ることに注意しよう！

✓ 心房粗動（AFL）ってどんな病態？

心房粗動（atrial flutter：AFL）というのは、心房細動と比べて、
<mark>心房がとにかく速く一定のペースで収縮する病態</mark>
です。

正常の場合、洞結節から「収縮しろ」という命令が、プルキンエ線維まで流れていきますよね。

心房粗動の場合、洞結節から出た命令は心室には行かないで、房室結節まで行って、また洞結節に戻るというように、心房内でクルクルクルクル命令が回ってしまうんです。

命令自体は出ているので、心房は収縮できるんですけれども、めちゃめちゃ速いスピードで回っていますので、心房の収縮スピードも速くなっていきます。
この命令は消えないということを押さえましょう！

▼ 心房粗動（AFL）の病態

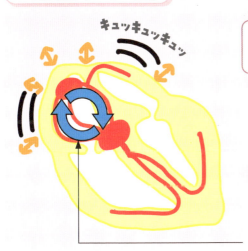

命令は出ているので
心房は収縮できる

洞結節から出た命令は
房室結節にいって
また洞結節へ戻る

↓

ずーっと心房内を
クルクルしている！

> 心房細動は「心房が細かく震える病気」だから心房の収縮はできないよ！
> 心房粗動は「心房の収縮が速すぎる病気」だね！！
> 違いをしっかりおさえよう。

それで、問題はどのくらいの速さで心房が収縮するのかということなんですけど、なんと1分間に300回のペースで収縮していきます！
基本的にこの300回という数字は、心房粗動にめちゃくちゃ特徴的なので覚えましょう。
心房粗動といえば300回/分です。

▼心房粗動の心房の収縮スピード

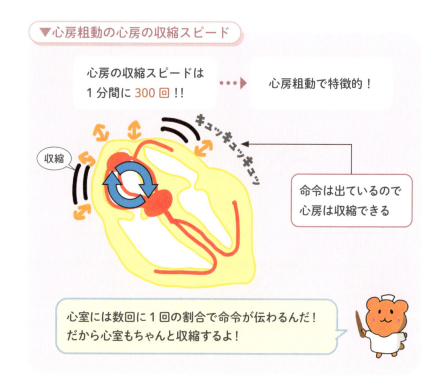

PART IV 臨床で覚えるべき5つの心電図

ここで疑問なのが、命令がクルクル回ってしまうので、心室に一切伝わらないんじゃないかと思いがちなんですけれども、実は「何回かに1回」の割合で心室に命令が伝わっていきます。
ちゃんと心室も収縮するので安心してください。

① 2：1 伝導

例えば、2回に1回の割合で心室に伝わる場合の心房 / 心室の収縮ペースを考えてみましょう。

300回のうちの2回に1回は心室に命令が伝わるので、150回 / 分が心室の収縮ペースになります。
これを2：1伝導といいます。

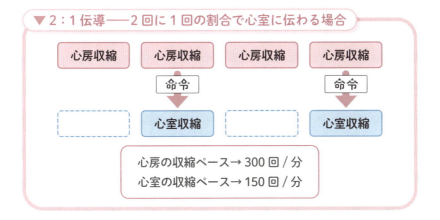

▼ 2：1伝導──2回に1回の割合で心室に伝わる場合

心房の収縮ペース→ 300回 / 分
心室の収縮ペース→ 150回 / 分

② 4：1 伝導

今度は4回に1回の割合で心室に命令が伝わる場合はどうでしょうか。
300回のうち、4回に1回の割合で心室に命令が伝わるので、75回 / 分が心室の収縮ペースになります。
これを4：1伝導といいます。
4回に1回なので3回は心房の命令が心室に伝わりません。

残りの1回は心房の命令が心室に伝わっていくんですね。

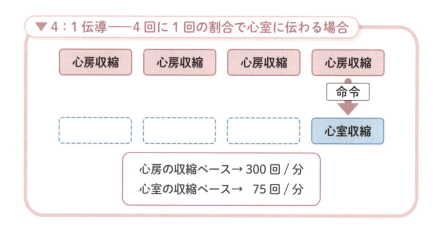

③1：1伝導

もっともやばいのが、1回に1回の割合で心室に命令が伝わる場合です。つまり300回の命令のうち、すべてが心室に伝わってしまう場合です。これを1：1伝導といいます。

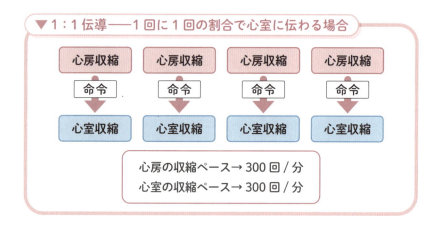

④緊急度が高いものは？

皆さんは4：1伝導、2：1伝導、1：1伝導のどれが一番緊急度が高い

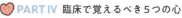

と思いますか？
　答えは1：1伝導です。
「心室の収縮する数」に注目してみてください。
4：1伝導は心室が75回/分なので、正常レベルの収縮ペースですね。
2：1伝導は心室が150回/分と速めですが、まぁそこまで大丈夫でしょう。
1：1伝導は心室が300回/分とかなり速く収縮しています。

毎回心房の命令が心室に伝わっていくので、心室の収縮ペースっていうのも300回/分になっていくんですね。
これの何がやばいのかっていうと、心室っていうのは速く収縮すればするほど血液をためる時間がないので、空打ち状態になっていってしまって、血液を全身に送り出すことができなくなります。
そのため1：1伝導は、めちゃめちゃ緊急性が高いです。

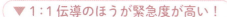

▼1：1伝導のほうが緊急度が高い！

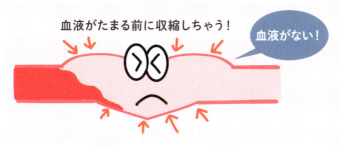

PART IIの「心室頻拍（VT）」でも解説したように、速すぎる心室の

収縮は血液をためる前に収縮してしまうので、空打ち状態になります。そのため、血液を送り出すことができず、脳に血液が行かなくなり意識消失につながっていきます。

心房粗動では、心室に伝わる命令が多くなればなるほど、心室が空打ち状態になり失神などのリスクもあるということをおさえておきましょう。

✅ 心房粗動（AFL）の心電図はどうなる？

心房粗動では、心房が1分間に300回というペースで収縮するため、普通のP波ではなく、下方に尖ったような、

　F（ラージエフ）波

という波が出てきます。

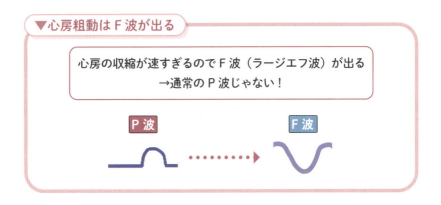

ちなみに心房細動の場合は細かく震えているだけなので、f波（細動波）が出てきます。

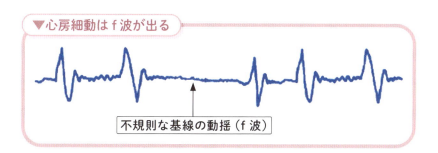

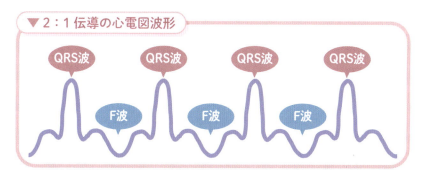

こんな感じで、下にエグれるような形の波をF波といいます。
ちなみに上記が2：1伝導の心電図になります。
4：1伝導の場合は下記のようになります。

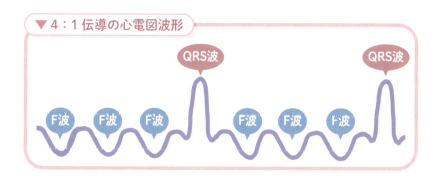

4回に1回の割合で心室に命令が伝わるのでQRS波が出現していますね。

また、鋭い人は気づくかもしれませんが、心房粗動ではRR間隔が一定になります。なぜなら2：1伝導でも4：1伝導でも心房からの命令は一定のペースで心室に伝わるからです。
RR間隔は、心室の収縮するペースを表していました。心房粗動では、数回に一回の割合で心室に命令が伝わっていきますので、心室の収縮するペースというのは一定なんですね。

これが心房細動ですと、RR間隔が不整になっていくんですけれども、このあたりの違いも含めて心房細動と心房粗動の心電図を見てください。

というわけで、心房粗動の心電図の特徴は2つです。
　①F波が出現する
　②RR間隔は一定

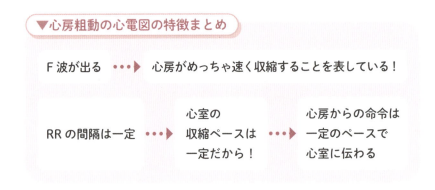

この2つをおさえておきましょう！
心房粗動の治療としては、カルディオバージョンもありますね。

カルディオバージョンというのは除細動器を使って心臓に電気を流し

て、心臓の命令が正常になっていくのを待つ治療なんです。
心房細動や心房粗動、発作性上室頻拍などにカルディオバージョンを使用していきます。
詳しくはPART Ⅴで解説していますので、よかったらこちらもあわせてご覧ください。

▼治療はカルディオバージョン

除細動器を使って心臓に電気を流していく！
→心臓の命令が正常になるのを待つ治療

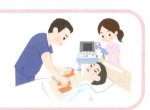

ミニコラム

心房粗動でもRR間隔はバラバラなことがある!?

先ほど、心房粗動ではRR間隔は一定と学びました。この本は初学者向けですので、学生さんや新人看護師さんにとっては「心房粗動＝RR間隔一定」ととらえていただいても問題ありません（国家試験レベルでもこのようにとらえて大丈夫だと思います）。ただ、必ずしもRR間隔は一定かというとそうでもありません。実は心房粗動の場合、房室伝導比（心房から心室に命令が伝わる割合）が不規則になることがあり、そういった場合はRR間隔がバラバラになることがあります。
国家試験レベルでは、心房粗動＝RR間隔は一定と理解しておけば問題ありませんが、病態もしっかりと理解できて心電図に慣れてきたら、心房粗動＝RR間隔が一定の時もあればそうでない時もある、と理解しましょう。

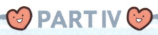

PART IV
臨床で覚えるべき5つの心電図

③ 発作性上室頻拍（PSVT）ってどんな病態？

ここが大切！

- 心室より上の部分（上室）で命令が発生して頻拍になってしまう病態

- 房室回帰性頻拍（AVRT）と房室結節回帰性頻拍（AVNRT）の2つのタイプがほとんど

- P波は逆行性になったり、QRS波と重なって見えないことがある

▼発作性上室頻拍（PSVT）の心電図波形

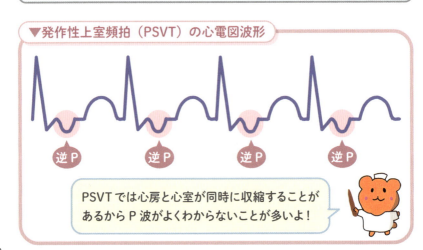

PSVTでは心房と心室が同時に収縮することがあるからP波がよくわからないことが多いよ！

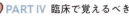

✓ 発作性上室頻拍（PSVT）ってどんな病態？

発作性上室頻拍（paroxysmal supraventricular tachycardia：PSVT）というのは、

　上室（心室より上の部分）で、何かしらの命令が発生して頻拍になってしまう病態のこと

をいいます。

ちなみに、心電図の勉強でよく見かける「上室」というのは、心室よりも上の部分のことを指しています。心房、房室結節、ヒス束のことをまとめた表現ですね！

なので、「上室」という言葉が出てきたら、

　「心房や房室結節、ヒス束あたりから命令が出ちゃって、よくわかんないけど頻拍になっちゃってるんだ！」

ととらえましょう！

▼上室の位置（心室より上の部分）

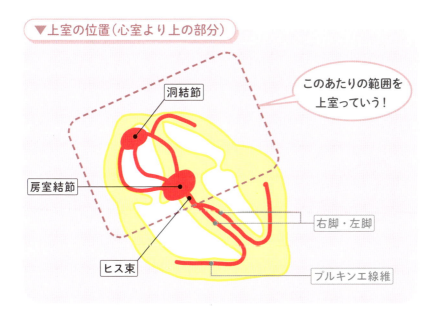

発作性上室頻拍（PSVT）って何かというと、正常な場合、心室にたどり着いた命令は、そこで消失するんですけど、PSVTの場合、心室にたどり着いた命令が、また心房に戻っていってしまいます。

なので、下のイラストのように、命令がクルクル回ってしまう病気なんですね。
だから、心房と心室はいつもより速く収縮していきます。
そのためPSVTの症状としては動悸が見られます。

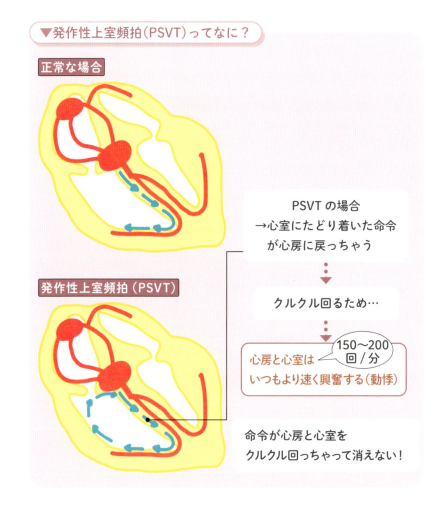

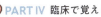

具体的にどのくらい速く収縮するのかというと、1分間に150〜200回くらいのペースで収縮しているといわれています。

なので、もしも先輩から、PSVTはどんな病気と聞かれたら、「命令が終わらずにクルクル心房と心室の間を回ってしまうので、そのぶん心臓が速く収縮しすぎてしまう病気で、具体的には150〜200回くらいのペースで収縮しすぎてしまう病気なんですよ」と答えてください。

PSVTの場合、命令が上室から出て、その後どこをどう通って頻拍になるのかによって種類が分けられます。
臨床的に多いのは、
　①房室回帰性頻拍（AVRT）
　②房室結節回帰性頻拍（AVNRT）
の2種類です。他にもいろいろ種類がありますが、この本は心電図を学びたての人向けなので、とりあえずPSVTにはよくわからないけど2種類ある、ということを押さえておきましょう。
さあ詳しくみていきます！

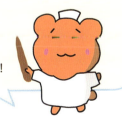

要は、命令が心房と心室の間を
クルクル回っちゃう病気を
PSVTというんだね！

実はこの命令の「回り方」には2種類あるんだ！

房室回帰性頻拍（AVRT）の病態は？

房室回帰性頻拍（Atrioventricular reentrant tachycardia：AVRT）は、上室（心房）から発生した命令が「副伝導路を通って心房と心室の間でクルクルしちゃうタイプ」の発作性上室性頻拍（PSVT）です。
PSVTの1つで、心拍が速くなる病気ですが、命令の通り道は副伝導路という裏ルートのような場所を通り、心房と心室をクルクルと回っています。

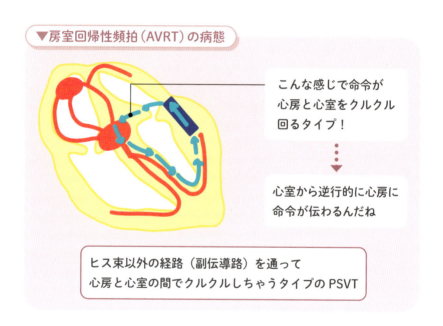

ところで、何やらブルーの通り道が存在するの気づきましたか？
これは、副伝導路という命令の裏ルートのような通り道なんです！

PART IV 臨床で覚えるべき5つの心電図

❸ 発作性上室頻拍（PSVT）ってどんな病態？

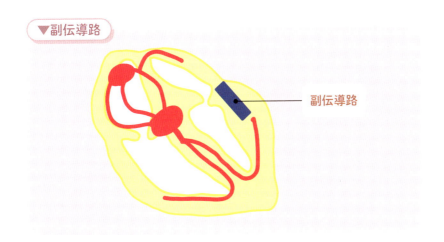
▼副伝導路
副伝導路

PART Iで、洞結節から出た命令は、
房室結節→ヒス束→右脚・左脚→プルキンエ線維
という順番で刺激伝導系を通っていくと学びました。

実は1000人に数人くらいの割合で、刺激伝導系以外の命令の通り道（副伝導路）というのが存在します。
刺激伝導系を正常な通り道だとしたら、副伝導路は命令の裏ルートみたいなものです。

で、この代表的な副伝導路をケント束といいます。
ケント束の特徴は、「心房と心室を直結している連絡通路」なんです。
この副伝導路を踏まえて、もう一度、刺激伝導系を復習していきましょう！

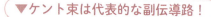

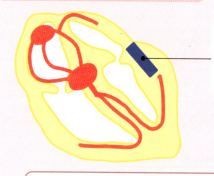

- 正常な刺激伝導系以外の命令の通り道を副伝導路という
- 裏ルートみたいな感じ
- 1000人に数人の割合でいると言われている

①副伝導路がない人の場合

副伝導路が存在しない人は、洞結節から出た命令はそのまま刺激伝導系を通り心臓を収縮させます。

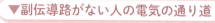

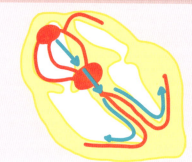

②副伝導路がある人（正常な場合）

副伝導路があっても通常の場合、発作性上室頻拍（PSVT）にはなりません。

洞結節から出た命令は、刺激伝導系と副伝導路を通ります。
このとき、副伝導路は命令を伝えるスピードが房室結節よりも速いので、心室が早めに興奮し、収縮していくことがあります。
これが心電図上でΔ（デルタ）波として現れることがあります。

つまり副伝導路は、正常の正規ルートの刺激伝導系に加えて、一瞬のスピードで命令を伝えていきますので、その分、心室も速いペースで収縮していきます。
これが心電図上ではΔ波として現れていくんだなとおさえましょう。
Δ波については、WPW症候群で解説していきます。

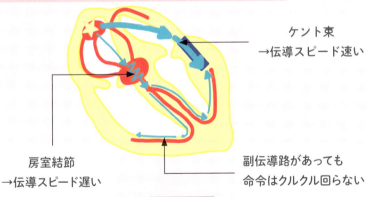

▼副伝導路がある人（正常な場合）の電気の通り道

ケント束
→伝導スピード速い

房室結節
→伝導スピード遅い

副伝導路があっても命令はクルクル回らない

正常な場合
①洞結節から命令が出る
②刺激伝導系と副伝導路を通る
③副伝導路は伝導速度が房室結節よりも速いので心室が早めに興奮する（心電図上ではΔ波として現れる）

③副伝導路がある人（異常な場合）

ここで考えていきたいのは、副伝導路が「不応期」の時に、心房などから予想外の命令が出てしまう場合があるのです。

いったん不応期について説明します！
不応期というのは心筋や刺激伝導系などが疲れて反応できない状態です。

もっとわかりやすく言うと、刺激伝導系は、命令を伝えた直後（仕事をした直後）は、疲れてるので「ふぅー」っと一息つきます。
休むことによって、次の命令をしっかり伝えられるように備えているんですね。
また心筋は、収縮した直後に、また同じように収縮することができません。
この休憩時間のことを「不応期」といいます。

この不応期のときに、「収縮して！」という命令がいくら来ても、すぐ収縮することができないんです。
これは人間と同じで、僕たちも8時間労働とか夜勤明けなど、めちゃくちゃ働いた後に、「また同じように働いて」っていわれても疲れてしまって働けないですよね。

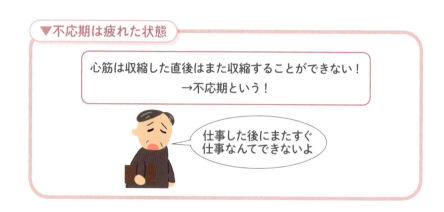

そのため、刺激伝導系やその他の心筋は、仕事をした後（命令を伝えた後や収縮した直後）はすぐに反応することができないということをおさえておきましょう！

このような副伝導路が不応期の時に、心房から「収縮して」という命令が出てしまった場合、どのようになると思いますか？

▼副伝導路が不応期の場合は命令が通らない

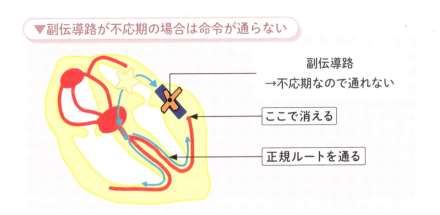

図のように、命令は副伝導路を通ることができませんよね。
そのため、ヒス束→右脚・左脚→プルキンエ線維を通ります。
通常通りであればここで命令が消えていくんですけど、今回は副伝導路のことを考えていかなくてはいけません。

命令がプルキンエ線維にたどりついたタイミングで副伝導路が通れるようになったら（副伝導路が不応期から脱したら）どうでしょうか？
そう、次ページのイラストのように命令は、プルキンエ線維→副伝導路→心房へと逆行していきます。

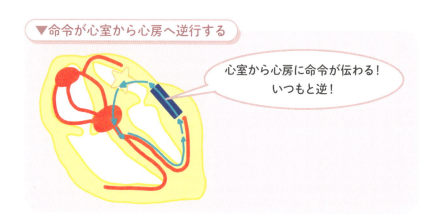

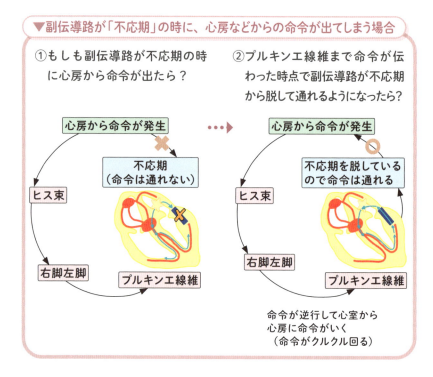

もしも、ここまでわからない人がいたらこのようにとらえましょう！
　「AVRT は心室→心房の順番で命令が逆行する！」
もはや、これだけ、おさえておけばなんとかなります。

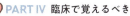

✔ 房室回帰性頻拍（AVRT）の心電図はどうなる？

すでに説明したように命令がクルクル回っていますので、心室の収縮ペースは一定です。
なので心電図の RR 間隔も一定になります。

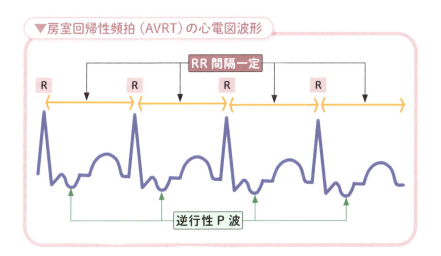
▼房室回帰性頻拍（AVRT）の心電図波形

また、心室から心房方面に伝わった命令によって、心房が収縮していきますので、これを心電図上で

　逆行性 P 波

として観測されます。
通常は伝わることのない心室方面からの命令が心房に伝わる、つまり逆方向に伝わるので「逆行性」という名前がついています。

ここでは初心者用にわかりやすく AVRT の心電図波形を解説しました。臨床でみると少し複雑ですが、特徴としては

　房室回帰性頻拍（AVRT）では逆行性 P 波が見られる

ということをおさえておきましょう。
それプラス、RR 間隔も一定です。

✓房室結節回帰性頻拍(AVNRT)の病態は？

AVNRT（atrioventricular nodal reentrant tachycardia）は、上室（心房）から発生した命令が「房室結節周辺をクルクル」してしまうタイプの発作性上室頻拍（PSVT）です。

PSVTなので、心拍が速くなる病気ですが、命令の通り道は房室結節の周辺をクルクル回るタイプです。
房室結節で命令はクルクル回っているので、心房と心室が同時に収縮してしまうのが問題なんですね。

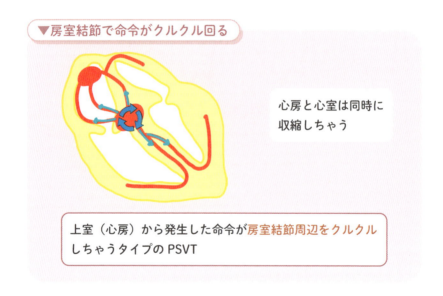

▼房室結節で命令がクルクル回る

心房と心室は同時に収縮しちゃう

上室（心房）から発生した命令が房室結節周辺をクルクルしちゃうタイプのPSVT

と言ってもまったくわからないので解説していきます。
まず、房室結節付近には伝導路が2つあります。命令を通す経路が2つあるんですね。
1つ目が命令を伝えるスピードがめちゃくちゃ速いタイプの伝導路です。これを「速伝導路」ともいいます。

そして2つ目がスピードがめちゃくちゃ遅いタイプの伝導路です。速伝導路の端っこあたりにある経路なんですけど、この経路は命令を伝えるスピードがめちゃくちゃ遅く、「遅伝導路」ともいいます。
①命令を伝えるスピードが速い「速伝導路」
②命令を伝えるスピードが遅い「遅伝導路」
正常の人の場合、洞結節からの「収縮して」という命令は速いほうの速伝導路を通って心室に命令が伝わります。

▼房室結節付近には伝導路が2つある！

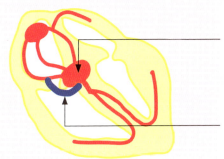

①速伝導路
命令を伝えるスピードが速い伝導路

②遅伝導路
命令を伝えるスピードが遅い伝導路

正常な場合、洞結節からの命令は速いほうの伝導路を通って心室に命令が伝わる

でも、もしも速伝導路が「不応期」の時に心房で突然命令が出ちゃった場合はどうなるでしょう？
そうすると命令は「遅伝導路」を通って房室結節に伝わります。これが房室結節回帰性頻拍（AVNRT）の病態です。

つまり正常の人は、速伝導路で心室に命令を伝えていくんですけど、AVNRTの場合、速伝導路が不応期のタイミングで予想外に心房から命令が出てきてしまうんですね。

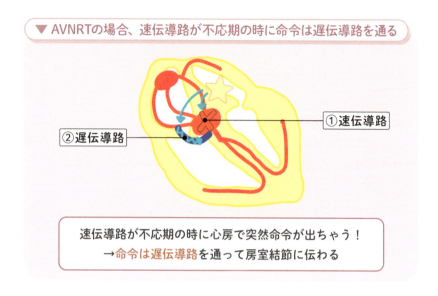

これだけならまだいいのですが、ここで問題があります！

遅伝導路を通るため、命令を伝えるスピードが遅いんです！　そのため命令を伝えるのに時間がかかります。
なので、命令を伝え終える頃には、速伝導路（房室結節）の不応期が終わっているんですね！

そうなるとどうなるでしょうか？
そう、遅伝導路を通った命令は、房室結節にたどり着いたタイミングで心房と心室に同時に伝わってしまいます！

遅伝導路を通過した命令は、そのままヒス束に行き、心室に流れるパターンと、房室結節を逆走し、心房に行くパターンに分かれます。
そのため、心房と心室は同時に収縮するんです。

PART IV 臨床で覚えるべき5つの心電図

❸ 発作性上室頻拍（PSVT）ってどんな病態？

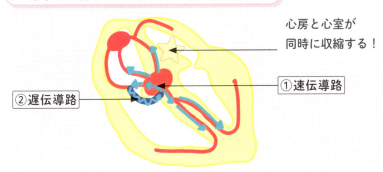

✓ 房室結節回帰性頻拍（AVNRT）の心電図はどうなる?

AVNRT の場合の心電図は、心房と心室が同時に興奮するので
　P 波は QRS 波に隠れてしまう
ということをおさえましょう。

P 波は心房の収縮を表していますが、房室結節回帰性頻拍（AVNRT）の場合は心房と心室がほぼ同時に収縮していますよね。
そのため、P 波は、QRS 波に埋もれてしまっています。

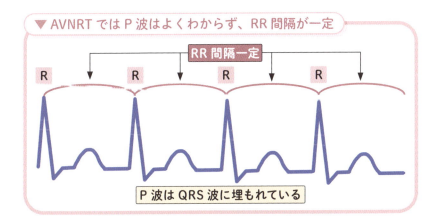

125

先述したように、下のイラストのような感じで、遅い伝導路を通っていた命令は、心室と心房に同時に命令を伝えていってしまいます。

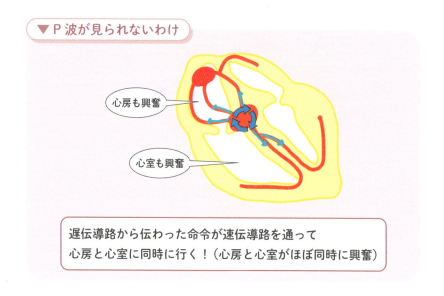

▼ P波が見られないわけ

心房も興奮

心室も興奮

遅伝導路から伝わった命令が速伝導路を通って心房と心室に同時に行く！（心房と心室がほぼ同時に興奮）

そのため、心房と心室が同時に収縮していってしまいますので、P波はQRS波に隠れてしまいます（厳密にいうとQRS波の後ろに逆行性P波として出ることもありますが、詳細は専門書をご覧ください）。

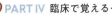

> **ミニコラム**

AVNRT と AVRT をより詳しく！

AVNRT の場合、房室結節から心房と心室に命令が行ってしまうため、ほぼ同時に心房と心室が収縮していきます。
そのため、心房の収縮を表す P 波は心室の収縮を表す QRS 波に被ってしまう（P 波は QRS 波に隠れて見えなくなる）か、もしくは QRS 波の直後に逆行性 P 波が出現します（逆行性 P 波が出る理由は、房室結節から逆走した命令が心房を収縮させるため）。

ここでいう「QRS 波の直後」というのは、QRS 波の終末部分、つまり S 波とほぼ同じタイミングで逆行性 P 波が出現します。
そのため II 誘導では 偽性 S 波（シュード S 波といいます）が出現します。
一見は S 波に見えるけど、実は逆行性 P 波だよねっていうのが偽性 S 波です。

AVRT の場合は、副伝導路を通ることが特徴です。
心房から突然の命令→房室結節→ヒス束→右脚・左脚→プルキンエ線維→副伝導路を通って心房へ逆走→また房室結節……と命令が、心室→心房へとクルクル回ります。
そのため、QRS 波が出てから逆行性 P 波が出ることが特徴です。

いいですか？
QRS 波が出てから少しして逆行性 P 波が出るんです。
なので AVNRT で学んだ偽性 S 波よりも、「少し遅れて逆行性 P 波が出るんだ」とおさえてください。

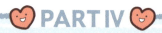

臨床で覚えるべき5つの心電図

❹ 心室期外収縮（PVC）ってどんな病態？

ここが大切！

- 心室から予想外のタイミングで命令が出ちゃう病気
- 洞結節からの命令を待たずに心室が早めに収縮しちゃう
- QRS波の前に来るはずのP波が出ない

▼心室期外収縮（PVC）の心電図波形

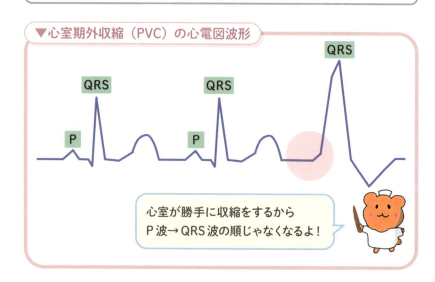

心室が勝手に収縮をするから
P波→QRS波の順じゃなくなるよ！

PART IV 臨床で覚えるべき5つの心電図

✓ 心室期外収縮(PVC)ってどんな病態?

心室期外収縮ってどんな病気なんでしょうか?
PVC (premature ventricular contraction)(または ventricular premature contraction:VPC) というのは心室期外収縮のことで、言葉の意味はこんな感じになります。

心室:心室から
期外:予想外のタイミングで命令が出てしまい
収縮:収縮しちゃう病気

なので基本的には、洞結節からの命令を待たずに、心室のどこかから命令が出てしまうことによって、心室が早めに興奮してしまう病気です。

▼心室期外収縮(PVC)って何?:心室から命令が出ちゃう

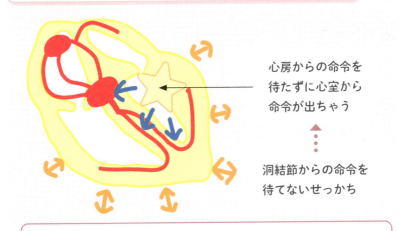

心房からの命令を待たずに心室から命令が出ちゃう

↑
洞結節からの命令を待てないせっかち

予想外のタイミングで心室が収縮するから「期外」収縮というよ!

このように心房からの命令を待たずに、予想外のタイミングで心室から命令が出てしまって、心室が興奮してしまう病気のことを心室期外収縮(PVC)といいます。

正常な場合は、
①洞結節からの命令が出て心房が収縮します（→P波が出現する）
②次に心室に命令が伝わり心室が収縮します（→QRS波が出現する）

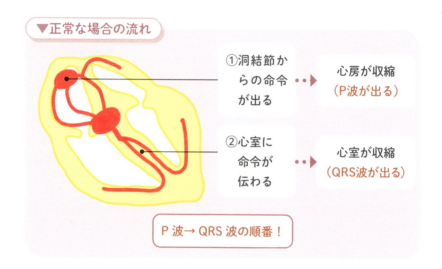

そのため、心電図上ではP波が出てからQRS波が出ていきます。
ただPVCの場合、P波に関係なく、先に心室から命令が出てきてしまいますので、突然QRS波が出現していきます。

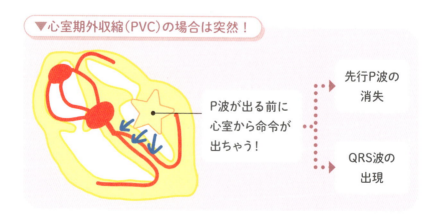

このように、PVCでは心室が勝手に収縮し始めるので、QRS波の前にくるはずのP波が隠れてしまいます。
これがPVCの特徴です。

✓ 心室期外収縮（PVC）の心電図はどうなる？

PVCの心電図は簡単です。
心房からの命令を待たずに勝手に心室が収縮しちゃうので
　先行するP波がない
ということだけおさえましょう。

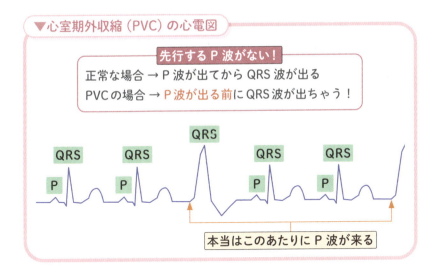

▼心室期外収縮（PVC）の心電図

先行するP波がない！
正常な場合 → P波が出てからQRS波が出る
PVCの場合 → P波が出る前にQRS波が出ちゃう！

本当はこのあたりにP波が来る

心室期外収縮（PVC）の心電図を もう少し掘り下げてみていくと……

実はこの時に洞結節は、洞結節で命令が出ています。
なので、心房は収縮しているんですね。

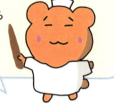

この時、洞結節は洞結節で命令が出ているから心房は収縮しているんだ！
余裕がある人に解説していくね！

これは、どういうことかというとPVCの心電図こんな感じになっていきます。

① QRS波の後ろにP波は出ている

先ほどのPVCの心電図では、「先行するP波」はないと学びましたが、実はよくよく見ると、QRS波の後ろにP波が出現しています。
初学者のうちは、あくまでもPVCの特徴である「先行P波がない」ということを理解してほしいため、133ページではあえて書きませんでした。

PP間隔、つまり心房の収縮ペースが一定なので、洞結節は洞結節で命令がきちんと出ていることがわかります。
これは、あくまで「QRS波の前に出るはずのP波」がないだけで、P波自体はちゃんと出ているということをおさえておきましょう。

PART IV 臨床で覚えるべき5つの心電図

❹ 心室期外収縮（PVC）ってどんな病態？

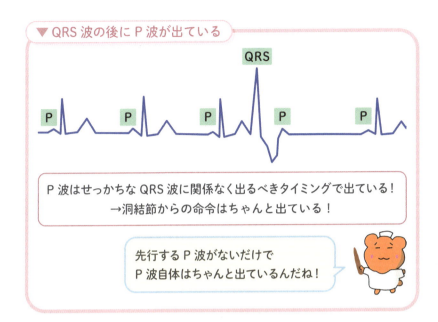

② P波の後ろにQRS波が出ない！

もう少しだけ詳しく見ていきましょう！
正常な場合、P波が出た後に、必ずQRS波が出ていきますよね。
心房に「収縮しろ」という命令が、房室結節を通って心室に伝わっていきますので、必ずP波の後ろにQRS波が出てきます。
ただ、次のページの心電図を見ていくとP波の後ろにQRS波が出ていないんですね。

皆さん、どうしてだと思いますか？
実は、すでに説明しましたが、心臓に不応期というものがあるためです。
心臓は収縮した直後にもう一度収縮することができないために起こる現象です。

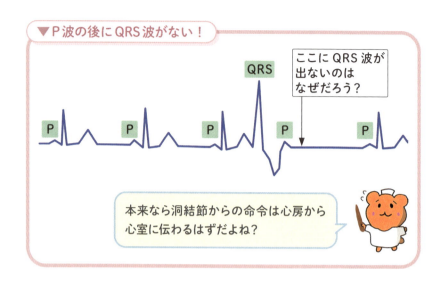

で、不応期をもとに考えてみて欲しいのですが、PVCの時にはQRS波が出た直後（心室が収縮した直後）にP波が出ていますよね。
心室は収縮という一仕事を終えた後なので、心房からの命令に応えることはできません。
そのため、QRS波直後のP波の後にはQRS波が出現しません。

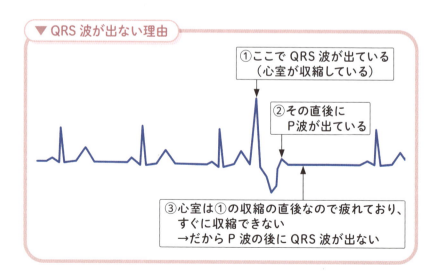

PVCの場合、P波が出る前に、予想外のタイミングで心室から命令が出てしまい、心室が収縮していきます。
なので先行するP波がなくなり、先にQRS波が出て行ってしまうんですね。

これがPVCに先行P波がない理由と、P波の後にQRS波が出ない理由です。
もっと詳しくいうと、「逆行性P波」というものが出ることがあります。
このあたりは難しいのでぜひご自身で調べてみてください。

> ミニコラム

PVCで逆行性P波が出ることがあるよ！

他にPVCの特徴として、逆行性P波が挙げられます。
通常の場合、心房から心室に行った命令はそこで終わりです。
しかし、心室期外収縮の場合、心室で突然発生した命令が房室結節を逆走し心房側に侵入します。
こうすることで心房が収縮するため、下側に尖った逆さまのP波が見られることがあります。
何度もいうように、このあたりは難しいのでまずは「PVCは先行するP波がない」ことをおさえよう！

他にも心室の命令が心房に伝わってP波が見られる
逆行性P波（逆さまのP波）が出たりもするよ！
とりあえず、PVCでは先行するP波がないことをおさえよう!

心室期外収縮（PVC）が出たときの対応は？

それでは続いて PVC の対応について説明していきましょう。
基本的に PVC というのは、経過観察で大丈夫です。

▼心室期外収縮（PVC）の対応

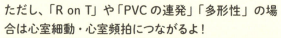
健康な人でも PVC が出ることはあるので
基本的には経過観察で大丈夫だよ！

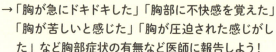
ただし、「R on T」や「PVC の連発」「多形性」の場合は心室細動・心室頻拍につながるよ！
→「胸が急にドキドキした」「胸部に不快感を覚えた」「胸が苦しいと感じた」「胸が圧迫された感じがした」など胸部症状の有無など医師に報告しよう！

健康な人でも PVC が出ることがあるので、基本的には経過観察で、大丈夫なんです。
けれども、PVC が連発したり、T 波が出るタイミングで期外収縮が出てしまう R on T などの場合は、心室細動（VF）とか心室頻拍（VT）につながっていく可能性がありますので、胸痛などの胸部症状の有無がないかを確認し、必要に応じて医師に報告していきましょう（「R on T ってなに？」と思った人は PART Ⅴ で詳しく解説していますので参照してください）。

医師に報告する理由は、心電図上で絶対に刺激を加えてはいけない場所があるからなんです。
それが「T 波」です。

PART IV 臨床で覚えるべき5つの心電図

❹ 心室期外収縮（PVC）ってどんな病態？

✓ T波は何してる？

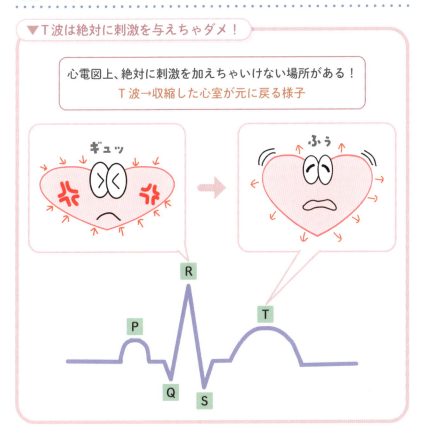

▼T波は絶対に刺激を与えちゃダメ！

心電図上、絶対に刺激を加えちゃいけない場所がある！
T波→収縮した心室が元に戻る様子

T波とは、右側の盛り上がりの波形で、収縮した心室が元に戻っていく様子のことを表しているんですね。
この時は、心室は非常に不安定な状態なので、刺激を加えると、心室細動などを起こしていきます。
このT波に、QRS波が重なってしまう現象のことを「R on T」というんです。
このR on Tが起こると、心室細動（VF）などに移行する可能性があります。

そのため、もしも PVC が何連発などと起こったり、R on T が見られたりしたら、必要に応じて医師に報告していきましょう。

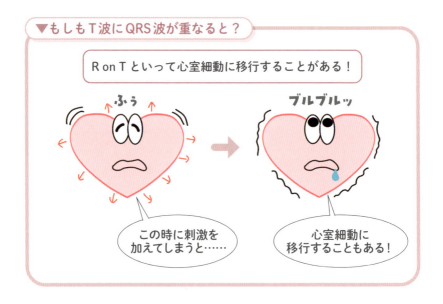

これが PVC の対応です。

PART IV 臨床で覚えるべき5つの心電図

❹ 心室期外収縮（PVC）ってどんな病態？

先行する P 波がないってだけで
P 波自体は出ていることに注意しよう！

また、PVC が連発しているときには
VF や VT につながることもあるから
「胸が急にドキドキした」
「胸部に不快感を覚えた」
「胸が苦しいと感じた」
「胸が圧迫された感じがした」など
胸部症状がないかも確認していこう！

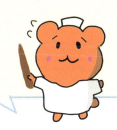

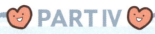

PART IV
臨床で覚えるべき5つの心電図

⑤ WPW症候群ってどんな病態？

ここが大切！

- 房室回帰性頻拍（AVRT）の原因の1つがWPW症候群
- <mark>副伝導路を通って心室が収縮しちゃう症状のこと</mark>
- 副伝導路を通って心室が早めに興奮するので心電図上で<mark>Δ波</mark>として現れる！
- WPW症候群の人が心房細動（AF）を合併すると心室細動（VF）に移行する可能性が高くなる！

✓ WPW症候群ってどんな病態？

WPW（ウォルフ-パーキンソン-ホワイト）症候群（Wolff-Parkinson-White syndrome）は、国家試験を勉強している時によく出てくる疾患名だと思います。

これは洞結節からの命令が、刺激伝導系と副伝導路の2つの経路を通って、心臓が収縮してしまう病気です。

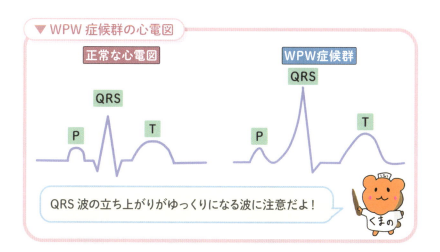

ここでわかることはこの3点です。
- WPW症候群ってどんな病態？
- WPW症候群の心電図はどうなる？ その理由は？
- WPW症候群の治療とは？ β遮断薬が禁忌な理由

房室回帰性頻拍（AVRT）のPARTでも触れたように、「副伝導路」がWPW症候群を理解するときのポイントです。
1000人に1人くらいの割合で副伝導路をもっている人がいます。

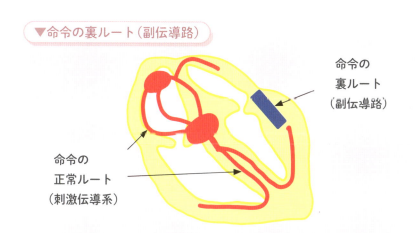

副伝導路には

　命令を伝えるスピードが房室結節よりも速い

という特徴がありましたよね。
なので、洞結節から発生した命令は副伝導路を通ることにより、房室結節から伝わるよりも早めに心室が収縮してしまうことがあります。
これが WPW 症候群の病態です。

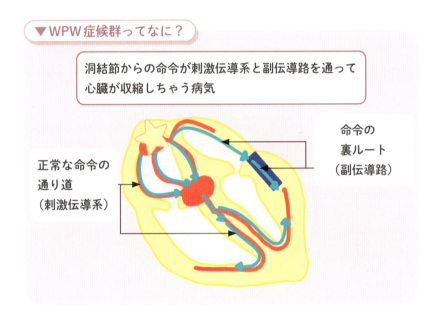

WPW 症候群をきっかけとして、命令が［心室→心房］をクルクル回ってしまったら AVRT を発症するという流れになります。
なので、AVRT を発症する原因の 1 つに WPW 症候群があるということです。

このあたりはしっくりこない人もいるので、「そんなもんか」程度におさえてください。
大事なのは「WPW 症候群では、命令が副伝導路を通って心室が早め

に収縮を始める」ということです。
また、WPW症候群では、心房細動を合併することがあります。その場合、偽性心室頻拍といって、一見心室頻拍のように見える不整脈を引き起こすことがあります。
どういうことか詳しくみていきましょう。

まず、心房細動というのは、心房内でいろいろな命令が出てしまい、心房がプルプル震えてしまう病気でしたよね。
WPW症候群に心房細動が合併するとどうなると思いますか？
WPW症候群では、副伝導路がありました。そのため、AFを合併することにより、心房で発生したバラバラな命令は、副伝導を通り、心室に行きます。
（なぜ房室結節を通らないのかについては、専門書をご覧ください。すごく簡単にいうと、房室結節は心房で発生したすべての命令を心室に伝えてしまうと心室細動を誘発するため、わざと多くの命令を通さないようにできています）

心房細動（AF）でバラバラな命令が心房で発生している→命令は房室結節を通らずに副伝導路を通り心室に行く→副伝導路は命令を伝えるスピードが速いため、心室にたくさんの命令が伝わり、めっちゃ速いスピードで収縮していくんです。
心室が速いスピードで収縮する、つまり心室頻拍ですね。

ただ、通常の心室頻拍では一定のリズムで心室が収縮していきます。一方で、WPW症候群のAF由来の心室頻拍では、心房で発生したバラバラな命令が心室に伝わるため、心室の収縮ペースもバラバラです。そのため、心室頻拍でもQRS波は不規則になるため、偽性心室頻拍と呼ばれます。

WPW症候群の心電図はどうなる？

WPW症候群の心電図の特徴は3つあります。
　①PQ時間の短縮
　②Δ（デルタ）波の出現
　③幅広いQRS波
1つずつみていきましょう！

①PQ時間の短縮

P波は心房の収縮、QRS波は心室の収縮でした。
PQ時間というのは
　心房が収縮してから心室が収縮するまでの時間
のことでしたよね。

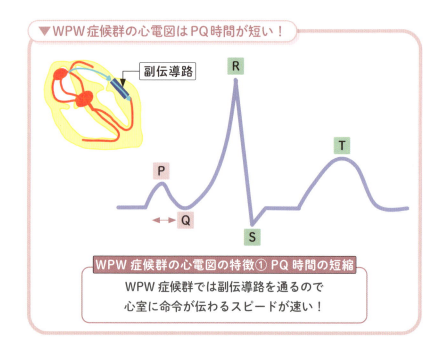

▼WPW症候群の心電図はPQ時間が短い！

WPW症候群の心電図の特徴① PQ時間の短縮
WPW症候群では副伝導路を通るので
心室に命令が伝わるスピードが速い！

WPW症候群の場合、副伝導路というルートを通るので、房室結節（正規ルート）よりも伝導スピードが速く、その分心房が収縮してから心室が収縮するまでの時間間隔が少ないですよね。

まとめるとこんな感じです。
・ケント束という副伝導路は刺激伝導系に比べて命令を伝えるスピードが速い
・だから心室が早めに収縮し始める
・そのためPQ時間が短くなる

▼命令を伝えるスピードが異なる！
・房室結節は命令を伝えるスピード（伝達速度）が遅い
・副伝導路は命令を伝えるスピード（伝達速度）が速い

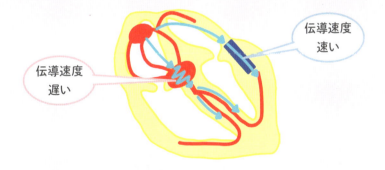

②デルタ（Δ）波の出現

WPW症候群の副伝導路（ケント束）は、心室の心筋につながっています。で、心筋というのは刺激伝導系に比べて命令を伝えるスピードが少し遅めなんですね。

イメージとしては、刺激伝導系は命令を伝える専門職なのでスピード命で、心筋は収縮の専門職なので命令を伝えるのは苦手という感じです。

そのため、副伝導路から伝わった命令は心筋を通して徐々に心室に広がっていきます。
なのでゆっくりと心筋が収縮していきますので、立ち上がりが緩いんです！

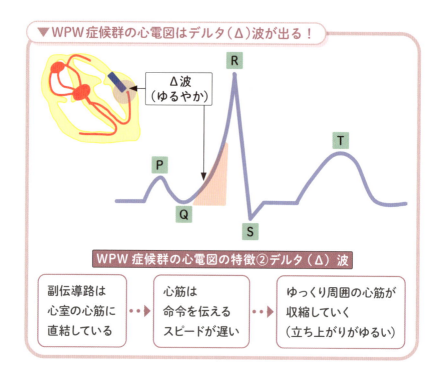

これが心電図上で「デルタ（Δ）波」として表されていきます。

PART IV 臨床で覚えるべき5つの心電図

⑤ WPW症候群ってどんな病態？

デルタ（Δ）って中二病心をくすぐられるカッコいい名前ですけど、心電図上では前のページのような感じで表されていきます！
これパッと見て何が違うのかわかりますか？
正常の場合、P 波がきちんと終わってから、シュッみたいな感じではっきりと QRS 波が出ていますよね。
それに対して WPW は、QRS 波の立ち上がりがめちゃめちゃゆるやかになっていくんですね。
この立ち上がりがゆるやかになる現象のことを「デルタ（Δ）波」といいます。
これは、WPW ですごく特徴的なのでおさえておきましょう。

✔ デルタ波（Δ波）を詳しく解説すると

先ほどのデルタ（Δ）波の説明で理解できない人もいるかもしれないので、もう少しかみ砕いて説明していきましょう！
まず、ポイント1つ目としては、このケント束という副伝導路は心室の心筋に連結しているんですね。

▼ケント束は心室の心筋に直結している

ケント束は心筋につながっている伝導路！
命令の伝わり方：洞結節→ケント束→心室の一部の心筋

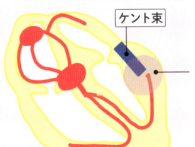

ケント束

このあたりの心筋にまでしか命令がいかない！

心筋は命令を伝えるスピードが遅いから！

147

副伝導路の1つであるケント束は、心室の心筋に直接つながっています。そのため命令の伝わり方としては、洞結節から出た命令はケント束を通って、心室の一部の心筋にダイレクトに伝わっていきますね。
逆にいうと、ケント束からの命令は、心室全体ではなく、ケント束付近の心筋にしか伝わりません。
どうしてかというと、心筋は、「収縮すること」が仕事なので、「命令を伝える」という珍しい仕事に慣れていません。なので、ケント束付近の心筋は、命令を受け取るとじっくり丁寧に周囲の心筋に伝えていきます。

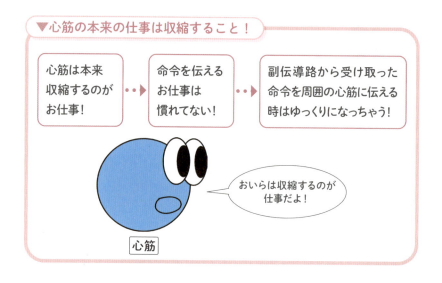

たとえるなら、僕たち人間も同じで、例えば僕たち看護師が「薬剤師さんや医師の仕事をして」と言われても絶対できないですよね。
もし、やれたとしても、慣れていないので、ゆっくりやっていくことになります。

それと同じで、心筋というのも本来収縮するのがお仕事なので、命令を伝えるお仕事っていうのは全然慣れていません。
そのため、ケント束から伝わった命令は、ケント束付近の一部の心筋にしか伝わりません。

PART IV 臨床で覚えるべき5つの心電図

❺ WPW症候群ってどんな病態？

つまり、まとめると、ケント束は心房と心室を結ぶ副伝導路で、「伝導速度は遅い」というのが特徴です。
なので、ケント束のことを伝導の遅い副伝導路（slow Kent）と呼んだりします。

で、チンタラしているうちに、洞結節からプルキンエ線維までの命令によって一瞬で心室全体が収縮していきます。

▼周囲の心筋に命令を伝えている間に…

刺激伝導系があっという間に心室全体に命令を伝えてくれる！
→刺激伝導系は命令を伝えるのが本職！
→伝えるスピードは心筋よりも断然速い！

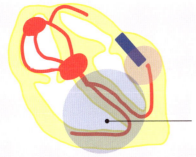

刺激伝導系によって心室の心筋全体に命令が伝わる

この一連の流れがΔ波を形成しているんだ！

なんとなくデルタ（Δ）波が出る仕組みは大丈夫かな？
たくさん解説したけど重要なことは次のとおりだよ！

- 洞結節からの命令は房室結節と副伝導路を通って心室に行く
- 副伝導路のほうが命令を伝えるスピードが速い
    ⇒副伝導路付近の一部の心室の筋肉が収縮し始める
    ⇒デルタ（Δ）波として現れる

また、副伝導路付近の心室が収縮した後に、遅れて房室結節からの命令がプルキンエ線維を通って一瞬で心室全体に伝わるよ！

デルタ（Δ）波の収縮の部分と房室結節からの命令の収縮の部分が合わさってQRS波を構成しているよ！

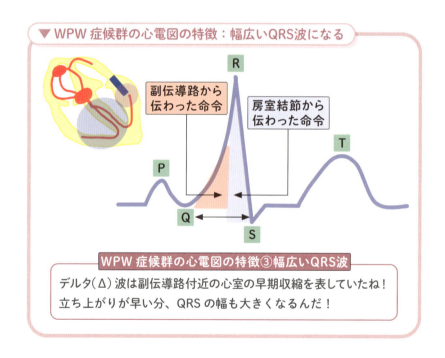

✓ WPW 症候群の治療

それでは続いて治療について見ていきましょう。
WPW では、AF か発作性上室頻拍（PSVT）を起こすことがあります。

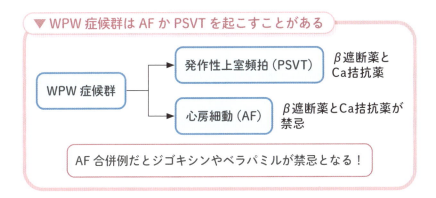

▼ WPW 症候群は AF か PSVT を起こすことがある

発作性上室頻拍（PSVT）については、PART Ⅳ でわかりやすく解説していますので、よかったらこちらもあわせてご覧ください。

また、WPW 症候群が心房細動（AF）を起こす理由についてはよくわかっていません。
しかし国家試験では、重要になっていきますので、とりあえず WPW 症候群は発作性上室頻拍（PSVT）や心房細動（AF）を起こすことがあるんだととらえていきましょう。

それぞれ治療が異なり、発作性上室頻拍（PSVT）の合併例では β 遮断薬とカルシウム拮抗薬で良いのですが、心房細動（AF）を合併した場合、ジゴキシンやベラパミルなどの薬が禁忌となります。このあたりの詳しい治療に関しては専門書をご覧ください。

国家試験では禁忌の薬剤など重要になってくるので、ぜひおさえてお
きましょう。

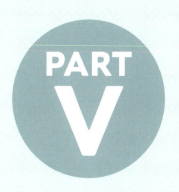

PART V

心電図で
ぶち当たる疑問集

このPARTでわかること！

- ✓ 電気ショックとカルディオバージョンの違いとは？
- ✓ 除細動の適応とは？
- ✓ R on T って何がやばいの？原因は？
- ✓ 心筋梗塞で房室ブロックはなぜ起こる？

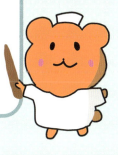

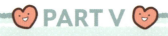

PART V 心電図でぶち当たる疑問集

① 除細動とカルディオバージョン

ここが大切！

- 除細動とカルディオバージョンの違いは「使う疾患」「電気を流すタイミング」

- 除細動を使う疾患
  →心室細動（VF）/ 心室頻拍（VT）

- カルディオバージョンを使う疾患
  →心房細動 / 心房粗動 / 発作性上室頻拍

✓ 除細動器ってなに？

カルディオバージョンについて解説する前に、除細動器について復習していきましょう！

PART V 心電図でぶち当たる疑問集

❶ 除細動とカルディオバージョン

▼除細動器のイメージ

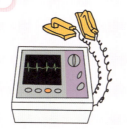

緊急時に使っていくことの多い除細動器ですが、基本的に
　除細動器はめっちゃ強い電流を流してくれる機械
ととらえてください。
では、なぜ強い電流を流してくれるのでしょうか？

目的として
　強い電流を流すことで、心臓の動きをいったん止めて、正常に収縮
　してくるのを待つため
でしたよね。

ここまでは PART Ⅱ のコラム「除細動ってなに？」の復習です。
ここからさらに掘り下げていきます。

この除細動器には
- 同期モード
- 非同期モード

の2種類のモードがあります。

155

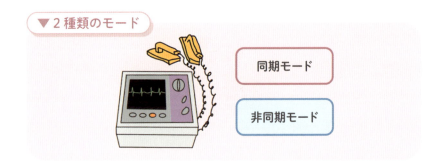

わかりやすいのがスマホです。
皆さんは飛行機に乗る際に、スマホを「機内モード」にしますよね？
しかし、飛行機以外の場所では「機内モード」を解除して、「5Gモード」や「Wi-Fiモード」として使います。
スマホという1つの機械でもさまざまなモードを使い分けることができますよね！

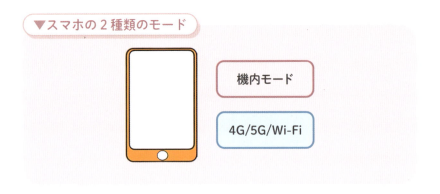

それと同じで、除細動器も、
「なんだかよくわかんないけど、除細動器という1つの機械でも同期モードと非同期モードって感じで、いろいろなモードを使い分けることができるんだな」
ととらえるとよいでしょう。

PART V 心電図でぶち当たる疑問集

✔ 除細動とカルディオバージョンの違い

さて、スマホの機内モードは飛行機の中で使うために存在します。そのような感じで、そのモードを使用するためには理由や目的が存在します。

除細動器も同じです。
同期モードというのは、QRS 波に同期させるために使うモードです。
わかりやすく言うと、

　QRS 波、もっと言うと R 波の直後に合わせて電流を流してくれるモード
が同期モードです。

主に
　「心房細動（AF）」
　「心房粗動（AFL）」
　「発作性上室頻拍（PSVT）」
などに対して使用していくモードです。

それに対して非同期モードというのは、「同期しない」という意味なので、

　自由なタイミングで電流を流せるモード
なんですね。
コラムでも説明したように
　「心室細動（VF）」
　「脈がないタイプの心室頻拍（VT）」
に使用していくモードです。
ざっくりいうと、同期モードがカルディオバージョンで、非同期モードが除細動だと考えてください。
そのため、先輩から「除細動とカルディオバージョンの違いがわかる？」と聞かれたら、次のように答えてください。

❶ 除細動とカルディオバージョン

157

- 除細動もカルディオバージョンもどちらも「除細動器」という機械を使い、強い電流を流します。
- 除細動器には「同期モード（カルディオバージョン）」と「非同期モード（除細動）」の２種類のモードがあります。
- 同期モードは QRS 波のタイミングに合わせて電気を流してくれるので、心房細動、心房粗動、発作性上室頻拍に使っていきます。
- 非同期モードは自由なタイミングで電気を流せるので、心室細動（VF）と心室頻拍（VT）に使っていきます。

違いをまとめるとこんな感じです。

▼除細動とカルディオバージョンの違い

除細動	カルディオバージョン
違い① 電気を流すタイミングは？	
好きなタイミングで電流を流せる	QRS 波を感知してR 波の直後に電気を流す
違い② 対象とする疾患は？	
心室細動（VF）脈なし心室頻拍（VT）	心房細動（AF）心房粗動（AFL）発作性上室頻拍（PSVT）

✔ どうして QRS 波の直後に電流を流すの？

さて、鋭い皆さんは気づいたかもしれません。

どうしてわざわざ QRS 波に合わせて電流を流すの？

なんで R 波の直後じゃないとダメなの？

PART V 心電図でぶち当たる疑問集

① 除細動とカルディオバージョン

これには超重要な理由があるんです。
そう、心臓には絶対に電流を流してはいけないタイミングがあるからなんです。
それを避けるために、わざわざ QRS 波の直後に電流を流しています。
詳しくみていきましょう！

まずは T 波について見ていきます。

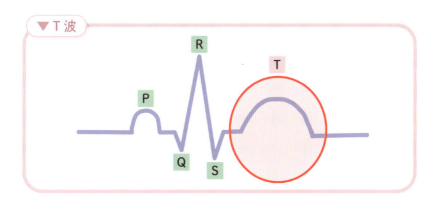
▼ T 波

T 波というのは「再分極」といって、心臓が収縮した後に元の大きさに戻るための回復期間（拡張期）を表しています。

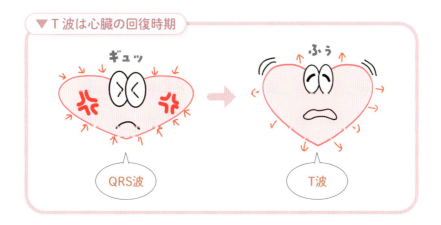
▼ T 波は心臓の回復時期

QRS波は心室の収縮を表していましたよね。
その後にT波が出てくるので、心臓がゆっくりと回復してくる様子を表しています。
これがT波の意味です。

で、もう少し細かく見ていくと
　T波は絶対不応期と相対不応期の2つの工程
に分かれています。

「絶対不応期」というのは、どんな刺激を加えても絶対に反応しない時期のことをいいます。
「相対不応期」というのは、ある程度強い刺激を加えると反応してしまう時期のことをいいます。

T波の頂上を境目として、QRS波に近い部分を絶対不応期、頂上よりお尻の部分が相対不応期になっているんですね。

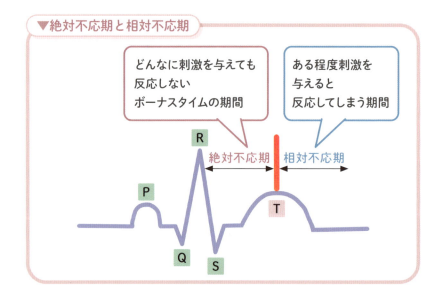

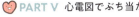

① 除細動とカルディオバージョン

皆さん気付きましたか？
カルディオバージョンはR波の直後にタイミングを合わせて電流を流してくれるモードでしたよね。

つまり、電流を流しても反応しない期間（絶対不応期）に超強い電流を流してあげて、心臓の動きをいったんリセットします。
こうすることで心房細動や心房粗動、発作性上室頻拍を治療していきます。

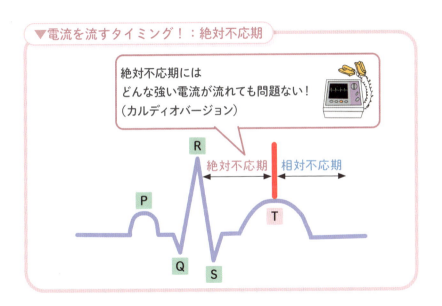

▼電流を流すタイミング！：絶対不応期

逆に、絶対不応期以外のタイミングに電流を流すとどうなるのでしょうか？
結論をいうと、R on Tといって心室細動（VF）や心室頻拍（VT）などの超緊急不整脈を引き起こします。

特にT波の頂上付近は、絶対不応期から相対不応期に切り替わるタイミングでめっちゃ不安定な期間なんですね！

このT波の頂上で電流を流してしまうと、心室細動（VF）や心室頻拍（VT）を引き起こしてしまうため、カルディオバージョンはR波の直後にタイミングを合わせて電流を流してくれるとおさえましょう！

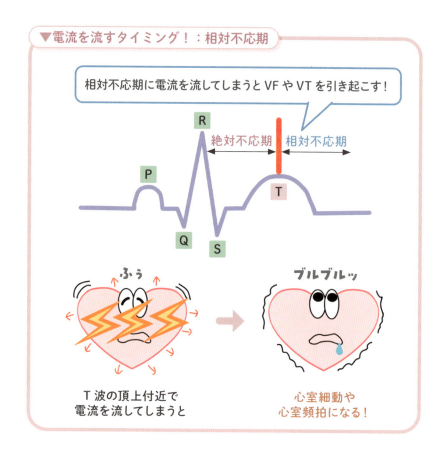

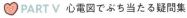
PART V 心電図でぶち当たる疑問集

1 除細動とカルディオバージョン

ミニコラム

意識のない人に出会ったら……

ここまで除細動器の話をしていきました。緊急時に使うことの多い除細動器ですが、実際意識のない人に出会ったらパニックになりがちですよね。

もし、意識のない人に出会ったら、最低限次の3つのことを行いましょう。

① 心停止の判断を行う

心停止は脈が触れない状態のことでしたよね。心臓が止まっている状態ではありません。そのため、心停止を判断するために「呼吸はあるか？」「頸動脈は触知できるのか？」を確認しましょう。

② 大声で誰か呼ぶ

①の判断ができなくてもぱっと見「人が倒れている！ 意識がない！」と思ったら、大声で応援を呼んでください。病棟にいればナースコールや館内放送などで応援を呼びましょう。

③ 同時に質の高い胸骨圧迫の実施

胸骨圧迫で意識することは3つです。「速く」「深く」「リコイル」を意識します。胸骨圧迫は、120bpm の時に循環する血液量が最も多くなるといいいます。

よくアンパンマンマーチのテンポを意識すると丁度良いペースで胸骨圧迫ができるといわれていますよね。ただ、実際は「もう少し速く」と意識すると丁度良い胸骨圧迫ができたりします。

リコイルというのは、胸骨圧迫の戻りのことです。胸骨を完全に戻すことによって、冠動脈や脳に血液を運ぶことができます。胸骨圧迫の解除は毎回必ず行いましょう。

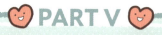

PART V
心電図でぶち当たる疑問集

② 急性心筋梗塞で房室ブロックが起きる理由

ここが大切！

- 右冠動脈は房室結節を栄養している
- そのため下壁梗塞になると房室結節に血液がいかないので房室ブロックが起こる

これは国試や臨床ではあまり重要ではないのですが、余裕がある人は知識として知っておいて損はないでしょう。
まず冠動脈について、おさらいしていきます。

ご存知のとおり心臓には冠動脈という血管が流れています。
冠動脈は、心臓自体を栄養しており、心筋や刺激伝導系に酸素を送っています。

ちなみに、心臓自体が冠動脈へ血液を送り出すタイミングは収縮期ではなく拡張期なのです！
だから、拡張期血圧って大事なんです！

PART V 心電図でぶち当たる疑問集

❷ 急性心筋梗塞で房室ブロックが起きる理由

▼房室結節は右冠動脈から栄養をもらっている！①

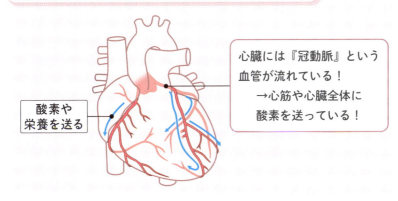

具体的に見ていきましょう。
まず冠動脈は、右冠動脈と左冠動脈に分かれていきます。

▼房室結節は右冠動脈から栄養をもらっている！②

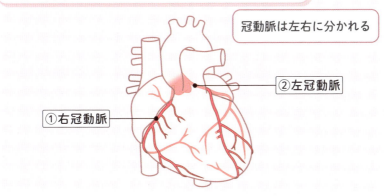

この左冠動脈は、後ろ側に行く左回旋枝と前下側に行く左前下行枝の2種類に分かれていきます。

165

▼房室結節は右冠動脈から栄養をもらっている！③

左回旋枝
左前下行枝

左冠動脈はさらに
2本に分かれる
→左回旋枝＆左前下行枝

で、注目して見ていただきたいのは右冠動脈です。

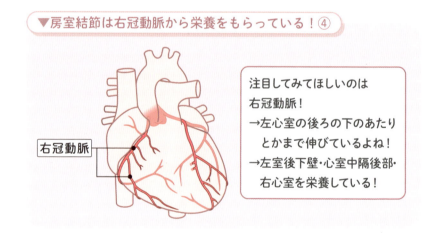

▼房室結節は右冠動脈から栄養をもらっている！④

右冠動脈

注目してみてほしいのは
右冠動脈！
→左心室の後ろの下のあたり
　とかまで伸びているよね！
→左室後下壁・心室中隔後部・
　右心室を栄養している！

この右冠動脈は、じゅんぐりじゅんぐり回っていて心臓の後ろ側のほうまで流れていきます。

心臓は、右心房、右心室、左心室、左心房というように4つの部屋に分かれていますが、この右冠動脈の後ろ側の最終的な血管は左心室の後ろの下のほうまで伸びています。

そのため、左心室の後ろ側の下の壁あたりや、心臓を真っ二つに分けている心室中隔の後ろ側のあたりなどに栄養を送っています。

右冠動脈は、房室結節も栄養しているんですね。
この房室結節に栄養を送っているのが右冠動脈から出る房室結節枝となっています。
房室結節枝は右冠動脈から分岐されるんだと覚えましょう！

なので、もしも心筋梗塞、特に右冠動脈などが血栓で詰まってしまう心筋梗塞では、房室結節も栄養できなくなっていってしまいます。
そのため房室ブロックが生じていきます。
これが急性心筋梗塞によって房室ブロックを起こしやすい理由です。

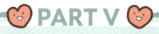

PART V 心電図でぶち当たる疑問集

③ R on T ってどんな不整脈？何がやばいの？

ここが大切！

- R on T は T 波に QRS 波が重なること
- T 波は不安定な状態なので QRS 波が重なると心室細動になるリスクがある

今回のテーマは R on T について見ていきます。
具体的にはこちらの 3 つ。

- R on T ってどんな病気で何がやばいの？
- R on T になる原因とは？
- R on T になった時の対応は？

R on T ってそもそもどんな病気なんでしょうか。

PART V 心電図でぶち当たる疑問集

❸ RonTってどんな不整脈？何がやばいの？

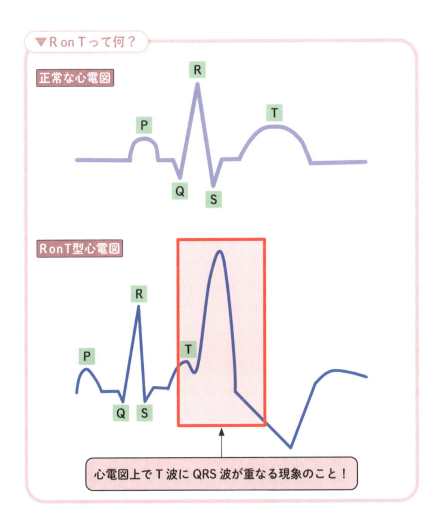

RonTというのは心電図上でT波にQRS波が重なった現象のことをいいます。
正常な心電図はP波、QRS波、T波としてそれぞれの波が独立していますが、RonTの場合、T波のところにQRS波が重なってしまうんですね。

「T波にR波が乗る」と書いていきますのでRonTといわれています。

すでに説明したように、T波は心電図上絶対に刺激を加えてはいけない場所なので、このR on Tになると心室細動のリスクが高まっていきます。

> ▼ R on Tって何がヤバいの？
>
> 心電図上でT波にQRS波が重なる現象のこと！
> →T波は刺激を加えちゃいけない場所なので心室細動（VF）になるリスクがある

このR on Tの原因の1つにQT延長症候群があります。

> ▼ R on Tの原因の1つに…
>
> **QT延長症候群**
> →Q波からT波までの間隔が長くなる病気
> →T波が長くなるので不応期が長くなる！
> →R on Tが起こりやすい！

QT波が延長していたらR on TのPVCに注意しよう！
R on TはVFにつながるからヤバいよ！
見つけたら医師に報告したりレベル確認しよう！
急変の兆候でR on Tを見つけることもあるよ！

どうしてかというと、Q波からT波までの間隔が長くなる病気なんですけど、T波が長くなっていきますので、その分不応期も長くなっていきます。

不応期、つまり相対不応期も長くなっていきますと、それだけ心室が

不安定になりやすいんです。

そのため、この長くなった不応期の時にR波が重なってしまうと、R on Tになっていて、心室細動などにつながっていきます。

なので、QT波が延長している患者さんがいたら、心室期外収縮に注意していきましょう。

基本的なR on Tの対応ですが、VFにつながる可能性があるので見つけたら医師に報告していきます。

あとは患者さんのもとに行って、意識レベルを確認したり急変の兆候とかでもあったりするので、「この人、急変起こるかもしれない」というように予測をすることができます。

さくいん

ア行

意識のない人に出会ったら 163
ウェンケバッハ型 78
ウォルフ‐パーキンソン‐ホ
　ワイト症候群 140
右心室 7
右心房 7

カ行

拡張 2
空打ち状態 33
カルディオバージョン 109, 154
完全房室ブロック 71, 82
偽性 S 波 127
偽性心室頻拍 143
脚 9
逆行性 P 波 121, 135
急性心筋梗塞 164
痙攣 29
ケント束 115, 147

サ行

左心室 7
左心房 7
刺激伝導系 7
ジゴキシン 151
自動能 84
収縮 2
シュード S 波 127

上室 111

上室 111
除細動 54, 154, 158
心室の収縮 15
心室期外収縮 128
心室細動 24, 53
　――の心電図 30
心室頻拍 32, 53
　――の心電図 38
心周期 89
心静止 48, 52
心臓 2
心タンポナーデ 45
心停止 52
心拍数 85
心房細動 92
心房の収縮 15
心房粗動 100
正常な心電図 12
絶対不応期 159
相対不応期 159
速伝導路 123, 145

タ行

脱分極 12
遅伝導路 123, 145
直流除細動器 55
低酸素血症 44
デルタ波 117, 156
伝導路 122
洞結節 9

index

ハ行

波形	15
ヒス束	9
不応期	118, 133
副伝導路	115, 142
不整脈	168
プルキンエ線維	9
ベラパミル	151
房室回帰性頻拍	114
房室結節	9
房室結節回帰性頻拍	122, 125
房室ブロック	66
発作性上室頻拍	110, 121
ポンプ	3

マ行

脈があるVT	36
脈がないVT	36
無脈性電気活動	42, 53
——の心電図	46
モビッツⅡ型	80

数字

1回拍出量	90
1：1伝導	104
2：1伝導	103, 107
4：1伝導	103, 107
Ⅰ度房室ブロック	71, 72
Ⅱ度房室ブロック	71, 76
Ⅲ度房室ブロック	71, 82

欧文

AED	29, 55
AFL	92, 100
AVNRT	122, 129
AVRT	114
Ca拮抗薬	151
DC	55
f波	98
F波	106
P波	13, 19
PEA	42, 53
PP間隔	90
PQ間隔	88
PQ時間	75
PSVT	110, 121
PVC	128
QRS波	13, 20
QT延長症候群	170
R onT	168
RR間隔	38, 97
T波	13, 60, 137, 159
VF	24, 53
VT	32, 53
WPW症候群	140

ギリシャ文字

β遮断薬	151
Δ波	117, 146

173

著者紹介	**メンズ Ns（メンズナース）**
	YouTube チャンネル：メンズ Ns【分かりやすい医学解説チャンネル】
▶ www.youtube.com/@medic-mensns
Instagram ▶ https://www.instagram.com/td593/

難しい医学用語や複雑な解剖図が嫌いな 27 歳看護師。ナースコールが鳴っているのに椅子から動かないナースも嫌い。
わかりやすい医学解説をモットーに動画投稿を始め、現在 YouTube チャンネル 10 万人超え。好きなものは、梅干しご飯の梅干しの跡地。 |

監修者紹介	**道又元裕（みちまた・ゆきひろ）**
	一般社団法人 Critical Care Research Institute（CCRI）代表理事。1987 年東京女子医科大学病院集中治療部ほか勤務。2000 年より日本看護協会看護研修学校 集中ケア認定看護師主任教員、同学校長。2008 年より杏林大学医学部付属病院勤務、2010 年より同看護部長。2021 年より現職。同時期、ヴェクソンインターナショナル株式会社上席執行役員、看護企画部部長。著書多数。

超絶わかりやすい！
1年目ナースのための心電図入門

2024 年 12 月 20 日　発行

著　者　メンズ Ns（メンズナース）
監　修　道又元裕
発行者　荘村明彦
発行所　中央法規出版株式会社
　　　　〒 110-0016　東京都台東区台東 3-29-1 中央法規ビル
　　　　TEL 03-6387-3196
　　　　https://www.chuohoki.co.jp/

印刷・製本 ———————— ルナテック
DTP・カバー・本文デザイン —— アクティナワークス
カバー・本文イラスト ————— メンズ Ns（メンズナース）
本文イラスト ————————— ブルーフイールド、イオジン
定価はカバーに表示してあります。
ISBN978-4-8243-0162-8

- 本書のコピー、スキャン、デジタル化等の無断複製は、著作権法上での例外を除き禁じられています。また、本書を代行業者等の第三者に依頼してコピー、スキャン、デジタル化することは、たとえ個人や家庭内での利用であっても著作権法違反です。
- 落丁本・乱丁本はお取り替えします。
- 本書の内容に関するご質問については、下記 URL から「お問い合わせフォーム」にご入力いただきますようお願いいたします。
　https://www.chuohoki.co.jp/contact/